OBSTÉTRIQUE PHYSIOLOGIQUE

TRAITÉ
DU
POST-PARTUM

PAR

CONSTANTIN DANIEL

Professeur à la Faculté de Médecine de Jassy,
Ancien Interne des Hôpitaux de Paris et Répétiteur
à la Clinique d'Accouchements Baudelocque,
Membre correspondant de la Société d'Obstétrique,
de Gynécologie et de Pédiatrie de Paris.

I

GÉNÉRALITÉS - ORGANES GÉNITAUX

PARIS
A MALOINE. ÉDITEUR
25, 27. RUE DE L'ÉCOLE-DE-MÉDECINE, 25, 27

1912

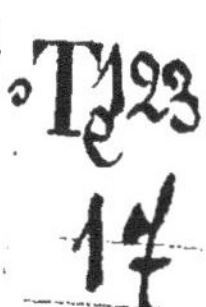

TRAITÉ

DU

POST-PARTUM

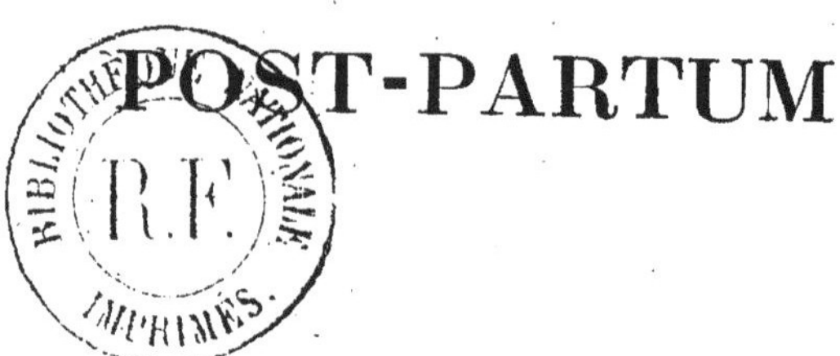

OBSTÉTRIQUE PHYSIOLOGIQUE

TRAITÉ
DU
POST-PARTUM

PAR

Constantin DANIEL

Professeur à la Faculté de Médecine de Jassy,
Ancien Interne des Hôpitaux de Paris et Répétiteur
à la Clinique d'Accouchements Baudelocque,
Membre correspondant de la Société d'Obstétrique,
de Gynécologie et de Pédiatrie de Paris.

I

GÉNÉRALITÉS - ORGANES GÉNITAUX

PARIS
A. MALOINE, ÉDITEUR
25, 27, RUE DE L'ÉCOLE-DE-MÉDECINE, 25, 27

1912

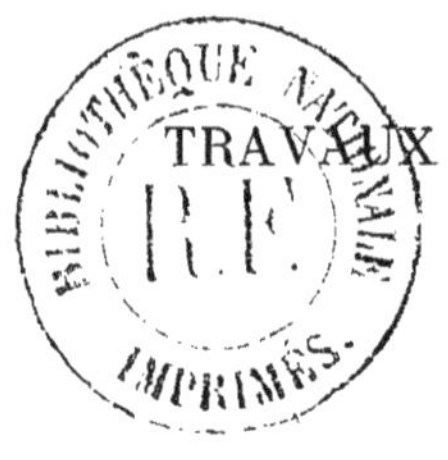

TRAVAUX DU MÊME AUTEUR

I

Obstétrique.

L'observation en obstétrique. *Revista spitalul*, 1909, Bucarest.

Note sur la cytologie du liquide amniotique, *Comptes rendus de la Société d'obstétrique, gynécologie et pédiatrie de Paris*, janvier 1904.

Recherches sur la cytologie du liquide amniotique. *Annales de gynécologie et d'obstétrique*, août 1904, Paris.

Principes d'obstétrique aseptique. Technique d'un accouchement normal. *Revue des sciences médicales*, mai 1910, Bucarest.

Du pouls et de la température pendant la puerpéralité. Valeur séméiologique et pronostique. *Annales de gynécolcgie et d'obstétrique*, mai 1902, Paris.

Le post-partum, Ier fascicule : **Organes génitaux,** vol. 137 p., A. Maloine, éditeur, Paris.

Le post-partum, IIe fascicule : **Hygiène du post-partum,** vol. 150 p., A. Maloine, éditeur, Paris (sous presse).

Le post-partum, IIIe fascicule : **La glande mammaire** (à paraître).

Le post-partum, IVe fascicule : **Lait de femme** (à paraître).

Valeur diagnostique du pouls et de la température pendant les suites de couches pathologiques, *Revue pratique d'obstétrique et de pédiatrie*, janvier-février 1903, Paris.

Traitement de l'infection puerpérale, *Revue de chirurgie*, n° 8, août 1906, Bucarest.

Influence du traitement local sur la marche de l'infection puerpérale, *Archives générales de médecine*, Paris, 1904.

L'hystérectomie vaginale dans le traitement des infections puerpérales (En collab. avec le docteur Ricou). *Archives générales de médecine*, 1905, Paris.

Grossesse de six mois. Albuminurie. Hémiplégie gauche avec paralysie faciale droite. (En collab. avec le docteur THEUVENY). *Bull. Société d'obstétrique de Paris*, 23 avril 1903.

Un cas d'exostoses ostéogéniques multiples avec exostoses du bassin. Dystocie. Symphyséotomie (En collab. avec le docteur PORAK). *C. R. Soc. obstétr., gyn., péd. de Paris*, 6 avril 1903.

Les exostoses du bassin au point de vue obstétrical. Exostoses ostéogéniques. *Annales de gynécologie et d'obstétrique*, août-septembre, 1903, Paris.

Quelques considérations sur la symphyséotomie. Un nouveau procédé de suture de la symphyse pubienne. La suture par les agrafes. *Revue de chirurgie*, 1907, Bucarest.

Occlusion intestinale apparue au début du travail. Perforation intestinale (En collab. avec le docteur CHAMPETIER DE RIBES). *C. R. Soc. obstétr., gynéc., péd. de Paris*, 9 décembre 1901.

Des occlusions intestinales pendant la puerpéralité. Étude clinique. *Revue pratique d'obstétrique et de pédiatrie*, mai-juin 1902, Paris.

Appendicite perforante après l'accouchement. Mort. (En collab. avec le docteur PORAK). *C. R. Soc. obstétr., gynéc. péd. de Paris*, janvier-février 1903, Paris.

Broncho-pneumonie diphtérique compliquant la puerpéralité (En collab. avec le docteur THEUVENY). *Bull. Soc. anatomique de Paris*, mars 1903.

Fibrome utérin et grossesse tubaire. *Bull. Soc. anatomique*, novembre 1903, Paris.

Splénectomie et grossesse. *C. R. Soc. d'obst., gynéc., péd.*, décembre 1910, Paris.

Un cas d'éclatement de la voûte du crâne chez un fœtus achondroplasique au moment de l'accouchement. (En collab. avec le docteur CHAMPETIER DE RIBES). *C. R. Soc. d'obst., gynéc., péd.*, 21 juillet 1902, Paris.

Fœtus achondroplasique (En collab. avec le docteur CHAMPETIER DE RIBES). *Bull. Soc. anatomique*, janvier 1902, Paris.

De l'achondroplasie chez le fœtus. *Annales de gynécologie et d'obstétrique*, janvier 1903, Paris.

Monstre anencéphale (genre dérencéphale). *Bull. et Mém. Soc. anatomique de Paris*, décembre 1902.

Un cas de malformations multiples des membres chez un nouveau-né. Main bote double; double malformation du coude; pied bot gauche. *Bull. Soc. anat.*, 1902, avril, Paris.

Hernie diaphragmatique congénitale chez un nouveau-né. *Bull. et Mém. Soc. anatomique de Paris*, juin 1901.

Pyohémie à point de départ vaccinal chez un nouveau-né. Duplicité de l'uretère droit. *Bull. Soc. anatomique*, janvier 1903, Paris.

La glande mammaire au cours de la lactation chez la femme. Étude anatomique. *Revue des sciences médicales*, 1908, Bucarest.

La lactation chez la femme. Étude physiologique normale et expérimentale. *Revue des sciences médicales*, n°s 9-10, 1908, Bucarest.

Étude clinique sur la lactation. *Revue des sciences médicales*, n°s 1-2, 1909, Bucarest.

La mamelle pendant la lactation. *Revue des sciences médicales*, n° 8, 1909, Bucarest.

Instructions pratiques sur l'allaitement. *Revue des sciences médicales*, 1909, Bucarest,

Instructions pratiques sur les soins à donner au nouveau-né. *Revue des sciences médicales*, 1909, Bucarest.

Examen pratique du lait de femme. *Revista spitalul*, avril 1910, Bucarest.

II

GYNÉCOLOGIE.

L'observation en gynécologie, *Revista spitalul*, 1907, n° 20, Bucarest.

La métrite vraie et les pseudo-métrites. Les fausses génitales. *Revue de chirurgie*, n° 1, 1907, Bucarest.

Énorme fibrome du fond de l'utérus avec torsion et élongation de l'isthme (En collab. avec le docteur GIROD). *Bull. et Mém. Soc. anatomique*, mai 1903, Paris.

Fibrome mou du col de l'utérus (En coll. avec le docteur BEAUSSENAT). *Bull. Soc. anatomique*, octobre 1902, Paris.

Cancer colloïde des corps de l'utérus (En collab. avec le docteur MAUTÉ). *Bull. Soc. anatomique*, Paris, juin 1904.

De l'état des annexes dans les fibromes utérins. Étude pathogénique et clinique. *Revue de gynécologie et de chirurgie abdominale*, n° 2 mars-avril 1903, Paris.

De l'état des annexes dans les fibromes utérins. Étude anatomique. *Revue de gynécologie et de chirurgie abdominale*, n° 1, janvier-février, 1903, Paris.

Étude sur les hémorragies des grands kystes de l'ovaire sans torsion du pédicule. *Revue de gynéc. et de chirurgie abdom.*, n° 1, janvier-février, 1905, Paris.

Les petits kystes hémorrhagiques de l'ovaire considérés au point de vue chirurgical. *Revue de gynécologie et de chirurgie abdominale*, n° 2, mars-avril, 1905, Paris.

Les kystes hémorrhagiques de l'ovaire. *Revue de chirurgie*, 1907, Bucarest.

Kyste hémorrhagique de l'ovaire. *Bull. Soc. anatomique*, juin 1904, Paris.

Les hémorrhagies des kystes tordus de l'ovaire. *Revue de chirurgie de Paris*, octobre 1906.

Des ruptures traumatiques intra-péritonéales des grands kystes ovariens. *Archives générales de médecine*, 1905, Paris.

Épithélioma primitif de la vulve (En collaboration avec le docteur X. Bender). *Bull. Soc. anatomique de Paris*, novembre 1903.

Tuberculose de la vulve (En collab. avec le docteur Jianu). *Revue de chirurgie*, n° 11, 1907, Bucarest.

La tuberculose éléphantiasique de la vulve (sous presse).

Esthiomen et éléphantiasis de la vulve (En collab. avec le docteur Jianu). *Revue de chirurgie*, n° 7, 1908, Bucarest.

Contributions à un nouveau cas de leucoplasie vulvaire (En collab. avec le docteur Jianu). *Revue de chirurgie*, n° 4, 1908, Bucarest.

Traitement rapide de la blennorrhagie vaginale chez la femme, *Journal des praticiens*, 1904, Paris.

Le traitement par le froid et par la chaleur en gynécologie. Essais de thermothérapie. *Revue de chirurgie*, n° 3, 1908, Bucarest.

La myorrhaphie des releveurs de l'anus dans le traitement du prolapsus utérin puerpéral. *Soc. de chirurgie*, novembre 1910, Bucarest.

Technique opératoire de l'hystérectomie abdominale sus-vaginale dans les lésions bilatérales des annexes. Thèse de doctorat, Paris, 1905.

Notes de l'histoire de la gynécologie. Jean Liébault : gynécologue. *Revue de chirurgie*, n° 7, juillet 1906.

III

Chirurgie générale. — Varia.

Sarcome de la langue (En collab. avec le docteur Mauté). *Bull. Soc. anatomique*, juillet 1904, Paris.

Cancer colloïde de l'estomac (En collab. avec le docteur Mauté). *Bull. Soc. anatomique*, juin 1904, Paris.

Les kystes du mésentère dans l'enfance (En collab. avec le docteur A. Broca). *Revue de gynécologie et de chirurgie abdominale*, n° 3, mai-juin 1905, Paris.

Appendicite calculeuse perforante. *Bull. Soc. anatomique*, janvier 1903, Paris.

Aphasie avec hémiplégie droite au cours de l'appendicite. Quelques considérations sur les troubles nerveux dans l'appendicite (En collab. avec le professeur Stoïcesco). *Revue de chirurgie*, 1907, Bucarest.

Dégénérescence calcaire de la vaginale (En collab. avec le docteur Mauté). *Bull. Soc. anatomique*, juillet 1904, Paris.

Myxome lipomateux de la région périnéale d'un enfant de six mois (En collab. avec le docteur Mauté). *Bull. Soc. anatomique*, juillet 1904, Paris.

Myxome du sein chez l'homme (En collab. avec le docteur Mauté). *Bull. Soc. anatomique*, juillet 1904, Paris.

Cancer colloïde du sein (En collab. avec le docteur Mauté). *Bull. Soc. anatomique*, 1904, juin, Paris.

Un cas de cylindrome de l'avant-bras (En collab. avec le docteur X. Bender). *Bull. Soc. anatomique*, février 1903, Paris.

Ostéomyélite aiguë du pubis, par A. Broca. Leçon rédigée in *Concours médical*, n° 7, 1908, Paris.

Les mammites dans l'enfance, par A. Broca. Leçon rédigée in *Revue pratique d'obstétrique et pédiatrie*, janvier 1903, Paris.

Le torticolis dans l'enfance, par A. Broca. Leçon rédigée in *Revue pratique d'obstétrique et pédiatrie*, 1906, Paris.

Mémorial thérapeutique, vol. 200 pages, 1902, Paris.

Aperçu sur les progrès de la chirurgie depuis ses origines jusqu'à nos jours (Leçon d'ouverture). *Bulletin de l'Assoc. des médecins et naturalistes de Jassy*, mars 1914.

AVANT-PROPOS

Tous les auteurs sont d'accord pour reconnaître que les suites de couches, au cours de la puerpéralité normale, constituent un état physiologique. Cependant, si nous pénétrons un peu dans l'étude de cette question, si nous examinons un nombre important de parturientes, nous sommes amenés à conclure que cet « état physiologique » diffère entièrement des autres états analogues, en ce sens que pendant sa durée on observe toute une série de phénomènes, lesquels, habituellement, ne se rencontrent qu'après l'intervention des principaux processus morbides.

Ainsi, par exemple, la régression rapide du tissu utérin (involution génitale) est un processus que, dans d'autres circonstances, nous pourrions certainement considérer comme un acte pathologique. De même, la réfection d'une muqueuse utérine neuve au milieu d'une activité histologique intense (néoformation massive de cellules jeunes, transsudation séreuse), constitue un phénomène que, dans toute autre partie de l'organisme, nous appellerions processus inflammatoire. Nous pourrions en dire autant de l'oblitération par thrombose des vaisseaux ouverts dans la cavité utérine, qui est encore un processus n'ayant aucune ressemblance avec les états physiologiques.

Ces circonstances anormales font que *le post-partum ou les suites de couches ne constituent pas un état physiologique*, *comme on a dit*, *mais un état spécial*, *intermédiaire entre les états morbides et physiologiques*, en tout comparable avec la période de convalescence des affections générales, avec le stade de réparation cicatricielle des lésions chirurgicales.

Pendant les suites de couches, la nutrition est en hyperactivité continue ; l'équilibre des échanges organiques est moins stable que dans les conditions normales de l'économie, de sorte que l'organisme, en état de moindre résistance, de perpétuelle réceptivité microbienne, est exposé à une foule de troubles locaux et généraux. Les organes génitaux, au cours du processus d'involution et de réparation, peuvent présenter certains retards ou arrêts dans leur marche, d'où nombreuses complications. De même, la plaie utérine, exposée au parasitisme, peut donner lieu à des infections locales ou générales.

De sorte que, souvent, surtout lorsque ces troubles sont atténués ou frustes, il est très difficile de reconnaître les limites qui existent entre le post-partum physiologique et pathologique. Toutefois, il existe un critérium, *c'est l'observation clinique*. *Lorsque l'état général*, *lorsque les modifications des grands appareils*, *lorsque l'involution et le procès de réparation des organes génitaux se manifestent dans les conditions que l'expérience a reconnues comme favorables, le post-partum peut être considéré comme normal.*

La connaissance approfondie de l'évolution des suites de couches est de la plus grande importance, car elle seule nous permettra de nous rendre compte de toutes les éventualités qui pourraient compliquer le post-partum et de prévenir ou tout au moins de reconnaître à temps les différentes anomalies afin de leur opposer un traitement approprié.

C'est pour mieux préciser toutes les connaissances qui se rapportent au post-partum normal que j'ai étudié sur plus de 5.000 parturientes les différents phénomènes constituant les particularités des suites de couches, complétant ainsi les connaissances acquises aujourd'hui de nombreux documents d'observation et de recherches personnelles.

Dans une série de fascicules j'étudierai les modifications de l'organisme maternel, en faisant une étude aussi complète que possible sur chacun des grands appareils de l'économie pendant le post-partum.

DESCRIPTION GÉNÉRALE DU POST-PARTUM

I

Le « post-partum », ou suites de couches (1), constitue la troisième et dernière période de la puerpéralité (2). On doit entendre par état puerpéral ou puerpéralité (3) *l'ensemble des conditions nécessaires à*

(1) Lat. *puerperium.* — Ital. *puerperio.* — All. *Wochenbett, Kindbet.* — Angl. *child-bed, lying-in.* — Gr. ἡ λοχεία.

La femme pendant cette période est une *accouchée* ou une femme *en couches.* — Lat. *puerpera.* — Gr. ἡ λοχεύουσα. — All. *Wöchenerin, Sechswöchnerin, Kindbetterin.* — Angl. *a woman in child-bed.* — Holl. *een Kraamvromd.*

(2) De *puerpera* : femme en couches.

(3) Les auteurs ne sont pas tous d'accord sur le sens à donner au mots *couche* et *puerpéralité.*

1. D'après le *Dictionnaire de l'Académie*, le mot *couche*, au singulier, doit s'appliquer à l'enfantement considéré avec ses suites ; au pluriel il n'explique que le temps pendant lequel les femmes restent au lit après l'accouchement. — D'après Littré (*Dictionnaire de médecine*), le mot *couche* ou *couches* exprime tantôt l'accouchement (comme lorsqu'on dit : une *première couche*), tantôt le temps

l'accomplissement de la maternité ; cet état s'étend depuis la fécondation jusqu'au moment du retour des organes génitaux à l'état normal. Ainsi comprise, la puerpéralité se compose de trois périodes qui se succèdent : la grossesse, le travail, les suites de couches.

La *grossesse* répond au développement de l'œuf et s'étend depuis la fécondation jusqu'au travail de l'accouchement. L'*accouchement* répond à l'expulsion spontanée ou à l'extraction hors de l'organisme maternel du fœtus à terme ou au moins viable et de ses

pendant lequel une femme demeure au lit à cause de l'enfantement (comme lorsqu'on dit d'une femme qu'*elle est en couches*). — Dans le *Dictionnaire des Sc. médicales* de DECHAMBRE, DUVAL, LEREBOULLET, au singulier, le mot *couche* désigne le linge dont on enveloppe les jeunes enfants ; au pluriel il signifie l'enfantement avec ses suites, ou bien le temps durant lequel une femme garde le lit après son accouchement. — Selon DÉSORMEAUX (à l'article *couches*, du dictionnaire en 30 volumes), le mot *couches*, qu'il soit au singulier ou au pluriel, a la même signification : « Couche ou couches, dit-il, c'est l'espace de temps qui suit l'accouchement pendant lequel l'utérus, les autres organes génitaux et même toute l'économie reviennent à leur état ordinaire. »

2. Le mot *puerpéralité* a également des significations différentes avec les auteurs. Dans le *Dictionnaire de l'Académie*, ce mot n'existe pas. — Dans LITTRÉ, on appelle *état puerpéral* : « l'ensemble des conditions dans lesquelles se trouve la femme depuis le début de la conception jusqu'au retour des couches » ; dans ce même Dictionnaire, *puerpéralité*, *puerpérisme*, *état puerpéral* ont le même sens. — Dans le *Dictionnaire encyclopédique des sciences médicales*, ce mot n'existe pas non plus, mais à l'article *couche*, on dit : « Le mot *puerperium* par lequel les Latins désignaient l'ensemble de l'accouchement et de ses suites (Pline) répond donc à cette expression de couche et a formé les mots *puerpera*, femme en couches ou accouchée, et *puerpéralité* qui est synonyme de l'état de couches. » — RI-

annexes : ce temps dure depuis le commencement du travail jusqu'à la fin de la délivrance. Les *couches*, suites de couches ou post-partum, répondent aux phénomènes de régression ; elles comprennent l'involution des organes génitaux et le retour à l'état ordinaire des divers appareils de l'économie. A ces phénomènes s'ajoute l'établissement d'une nouvelle fonction, la *lactation*, destinée à terminer les différents actes de la reproduction de l'espèce. Cette troisième période s'étend depuis la fin de la délivrance jusqu'au moment où la muqueuse utérine récupère ses fonctions physiologiques.

CHARD, dans sa thèse (*Dissertation physiologique et pathologique sur la puerpéralité*, Strasbourg, 1813), adopte le terme puerpéralité pour dire suite de couches ; c'est « l'ensemble des phénomènes naturels qui se passent chez l'accouchée du moment de la parturition jusqu'à la fin de la lactation ». — Dans TARNIER et CHANTREUIL on lit les lignes suivantes : « On désigne sous le nom *d'état puerpéral physiologique* l'état que présente l'organisme d'une nouvelle accouchée bien portante, pendant la période de temps nécessaire pour que les organes génitaux et l'économie tout entière soient revenus à leur état normal. Cette période, dite des *suites de couches*, est ordinairement de six semaines à deux mois ». — Dans la littérature étrangère, enfin, on trouve des définitions différentes avec les auteurs. SCHAEFFER, entre autres (*Atlas-Manuel d'obstétrique*, édition française par Potocki, 1901), considère comme synonymes les mots suites de couches, état puerpéral, puerperium.

3. Malgré la divergence des définitions données par les différents auteurs, on doit actuellement avec Littré entendre, sous les noms génériques d'*état puerpéral* ou de *puerpéralité*, l'état de la femme depuis la fécondation jusqu'au moment où l'utérus récupère ses fonctions ordinaires. Quant au mot *couche*, la définition de Désormeaux, que j'ai donnée ci-dessus, semble préférable aux autres.

A partir de ce moment la femme sort de l'état de couches en ce sens qu'elle redevient apte à être fécondée et à recommencer le cycle de la puerpéralité. Mais si elle allaite, elle reste encore dépendante de l'état puerpéral, ainsi que j'essaierai à le démontrer au cours de cette étude.

En effet, en même temps que se complète le processus de régression (phénomènes de restauration et de réparation de l'organisme maternel), il s'accomplit dans les mamelles une fonction nouvelle, *la sécrétion lactée*. Or, il n'est pas douteux que le lien qui unit ces deux séries de phénomènes, l'une de décomposition, l'autre de formation, n'est pas sans signification physiologique. La femme qui allaite, la nourrice, pendant toute la lactation — période de durée variable — diffère de la femme qui n'allaite pas, non seulement au point de vue pathologique, mais aussi au point de vue physiologique. Chez la femme qui nourrit — en dehors de la sécrétion du lait, qui dépasse par son abondance toutes les autres sécrétions de l'économie — l'organisme tout entier est impressionné par la nouvelle fonction ; l'appareil génital (utérus et ovaires) subit une sorte de repos (absence de menstruation en général, lenteur de l'ovulation), et même les autres organes, ainsi que le sang, offrent également des modifications importantes à étudier.

C'est donc pour ces raisons que nous croyons devoir envisager les suites de couches d'une manière plus complète. Aux suites de couches — et par conséquent à la puerpéralité — succède un quatrième et dernier stade : *la lactation*, répondant à toute la durée de la sécrétion du lait. Cet état physiologique — intermédiaire entre l'état puerpéral proprement dit et l'état ordinaire de repos de l'organisme, — sans prendre une importance aussi grande que la puerpéralité elle-même, occupe néanmoins une place considérable dans l'organisme féminin ; il commence 2-3 jours après la parturition, se confondant par conséquent dans les premiers mois avec le post-partum lui-même, et dure en général jusqu'à la fin de la sécrétion mammaire.

Ainsi doit être, à notre avis, comprise la description de la puerpéralité. Mais, selon que les phénomènes qu'elle comporte sont normaux ou anormaux, une distinction fondamentale s'impose.

A la puerpéralité normale avec ses trois périodes : grossesse, travail, suites de couches, on doit opposer la puerpéralité pathologique. La grossesse peut, en effet, être compliquée de deux manières différentes : 1° soit parce qu'une affection médicale ou chirurgicale intercurrente ou préexistante à la gravidité vient compliquer celle-ci, et dans ce cas il s'agit de véritables *complications surajoutées à la grossesse* ; 2° soit parce qu'il s'agit de maladies propres à la femme enceinte (hépato-toxémie gravidique, maladies de l'œuf) dont l'ensemble doit être étudié sous le nom de *grossesse pathologique* (Pinard).

A l'accouchement normal, *eutocique*, il faut opposer l'accouchement *dystocique*, qu'il s'agisse de dystocie maternelle ou fœtale.

Enfin, aux suites de couches normales, on doit opposer le post-partum *pathologique*. En effet, cette dernière période de la puerpéralité peut être anormale : 1° parce qu'une affection intercurrente, fébrile ou non, s'est développée chez l'accouchée; 2° parce que la dystocie maternelle ou fœtale a déterminé des désordres plus ou moins graves des voies génitales ; 3° parce qu'enfin la femme présente des symptômes d'infection mammaire ou puerpérale.

Dans la pratique, il est parfois fort difficile d'établir la nature exacte des différents troubles pouvant compliquer les suites de couches; aussi doit-on prendre un symptôme constant devant servir de critérium. *Le pouls et la température* de l'accouchée constitueront un bon moyen pour reconnaître le post-partum pathologique.

Les suites de couches apyrétiques seules peuvent être considérées comme normales; toute élévation thermique atteignant 37°,5 (température axillaire) et 38° (température rectale), et toute accélération du pouls doivent faire craindre une complication (1). Il importe donc

(1) Dans l'excellent ouvrage de H. Varnier (*la Pratique des accouchements, obstétrique journalière*, Paris, 1900), on trouve une intéressante notice historique concernant les suites de couches dites *physiologiques* ou *naturelles* des anciens auteurs. Dans les descriptions des classiques, de Baudelocque, Cazeaux, Pajot, Tarnier et Chantreuil (1881), on rencontre, dit Varnier, « un singulier mélange où la tradition avait confondu à côté des phénomènes vraiment physiologiques, des phénomènes pathologiques ».

Par suites de couches *aseptiques*, Varnier veut entendre : [les suites de couches *naturelles modifiées par l'intervention de l'art* qui a permis d'en dissocier tout le côté pathologique. Elles sont essende connaître la marche clinique de cette période de la puerpéralité pour s'apercevoir de la moindre complication afin d'y porter la thérapeutique appropriée.

tiellement caractérisées : 1° par la normalité de la courbe thermique ; 2° par l'absence de « toute irritation suppuratoire » donnant naissance à des lochies purulentes ; 3° par un état général et local tels qu'une fois la courbature, les tranchées et la montée du lait passées, c'est-à-dire à partir du 5e jour, la femme ne comprend pas et supporte mal qu'on la maintienne au lit, tant toutes ses fonctions s'exécutent de la même façon qu'à l'état normal, tant « elle se sent bien et forte »] (p. 314).

II

L'évolution clinique des suites de couches peut se décomposer, en pratique, en trois petites périodes qui se succèdent : a) *la période initiale*, qui succède immédiatement à la délivrance (suites de couches immédiates des auteurs). Elle correspond à la troisième période de la délivrance, c'est le jour de l'accouchement. Cette période s'étend du moment où l'utérus devient vide jusqu'au lendemain de l'accouchement. Suivant le moment de l'accouchement, sa durée est variable et peut osciller entre 1 et 24 heures.

b) *La période intermédiaire*, ou *période d'état* des suites de couches, occupe les 8 à 10 jours qui succèdent à l'accouchement (semaine des couches, suites de couches prochaines). Cette période, qui répond, en somme, aux premiers jours du post-partum, dont la durée varie selon l'état social de la femme (10-25 jours), répond aux premiers jours des suites de couches, pendant le séjour au lit des parturientes.

c) *La période terminale* (suites de couches éloignées ou tardives) se prolonge jusqu'à la fin de l'état puerpéral, quand l'économie entière revient à son état antérieur (*vers la 6ᵉ semaine*, d'après les classiques).

On admet, en général, ce terme, parce que, *chez la femme qui n'allaite pas*, la menstruation reparaît un mois et demi après l'accouchement, et la réapparition de cette fonction (retour de couches) semble indiquer que l'organisme, revenu à l'état normal, se trouve de nouveau disposé à permettre la conception. Cette limite clinique est en partie confirmée par l'étude anatomique, car les organes génitaux à cette époque ont récupéré presque en totalité la structure et leurs fonctions normales. Par contre, *chez les femmes qui allaitent*, et c'est là, pour moi, le véritable critérium naturel, physiologique, le post-partum *se prolonge jusqu'à la fin de la lactation.*

Cette division, commode au point de vue pratique, semble être justifiée par les faits cliniques. En effet, les accidents (septiques ou non) qui peuvent éclater pendant le post-partum, semblent les uns apparaître pendant *la période initiale* des suites de couches (comme les hémorragies secondaires de la délivrance); les autres pendant *la période d'état* du post-partum (infections utérines, suppurations pelviennes, lymphangite du sein). Une troisième catégorie de troubles peuvent, enfin, s'observer pendant *la période terminale* des suites de couches, ce sont les accidents tardifs (phlegmatia alba dolens, abcès du sein) apparaissant à une époque plus avancée, mais toujours dans le cours du premier mois qui suit l'accouchement, pendant que l'involution utérine est en train de s'accomplir.

La division que je viens de donner des suites de couches — basée sur la chronologie des accidents — est pratique en ce sens qu'elle permet de mieux classer les faits physiologiques ou pathologiques. Mais, au point de vue théorique, elle est nulle, étant donné que les modifications anatomiques ou les manifestations cliniques — tout en se produisant à des moments différents — partent en somme des mêmes organes et appartiennent aux mêmes processus physiologiques (1).

J'essaierai de donner, en résumé, le tableau clinique de chacune de ces petites périodes du post-partum.

I. *Début du post-partum.* — Aussitôt après la délivrance, l'accouchée entre théoriquement dans la troisième période de la puerpéralité, le *post-partum* ou suites de couches. Toutefois, aupoint de vue pratique, on ne devrait faire commencer les suites de couches que 6 et même 12 heures après l'accouchement, car ces premières heures se confondent avec les phéno-

(1) Au point de vue théorique et avec Kehrer (*in* Müller, *Handbuch der Geburtshülfe*, Berlin), on peut diviser l'évolution générale des suites de couches normales en trois périodes qui se succèdent:

1° *La période de dépression* (Depressionstadium), variable avec les individus, d'une durée de deux jours environ ;

2° *La période de réaction* (Reactionstadium), s'installant vers le 2e ou 3e jour et durant un à deux jours;

3° *La période de régénération* (Regenerationstadium), s'étendant jusqu'au retour de couches.

La première période est caractérisée par une sensation de faiblesse générale, avec diminution du travail musculaire et de la plupart des fonctions de l'économie (digestion, circulation, sécrétion urinaire, résistance nerveuse, hématopoïèse, échanges nutritifs, calorification) et enfin par l'abaissement du poids du corps.

La deuxième période répond à l'exacerbation fonctionnelle de tous les appareils et à l'apparition d'une nouvelle fonction, la *sécrétion lactée.*

La troisième période est caractérisée par la régression de tous les organes hypertrophiés pendant la grossesse et par le retour de toutes les fonctions physiologiques à l'état normal.

mènes du « jour de l'accouchement » (1). En effet, la délivrance, second temps de l'accouchement, se comporte comme une véritable période clinique, autonome, présentant à considérer trois stades : un premier stade, *avant la délivrance*, préparatoire, qui répond au décollement du placenta et des membranes ; un deuxième stade *pendant l'expulsion* de l'arrière-faix hors des organes génitaux ; un troisième stade enfin, *après la délivrance*, de vacuité utérine. Or, chacun de ces temps peut offrir des particularités cliniques variables, tels les hémorragies secondaires s'observant dans les premières 5-6 heures qui suivent la délivrance.

Pour respecter les descriptions classiques, je ferai commencer les suites de couches immédiatement après l'expulsion du délivre hors des voies génitales, en décrivant sous le nom de *début des suites de couches* le troisième stade de la délivrance, c'est-à-dire les quelques heures qui suivent celle-ci.

Immédiatement après la délivrance, l'accouchée présente un *état général* variable suivant son tempérament : tantôt la femme, énervée, agitée, la figure congestionnée, la peau chaude, est à la joie de la maternité ; tantôt, au contraire, elle est fatiguée, somnolente, accusant une sensation d'endolorissement au niveau du bas-ventre et de courbature profonde. Ces phénomènes se calment et disparaissent en général au bout de 1 à 2 jours.

(1) J'ajouterai d'ailleurs que, dans les différentes Maternités parisiennes, il est d'usage de compter les jours des suites de couches à partir *du lendemain de l'accouchement*.

Il est fréquent que la nouvelle accouchée éprouve immédiatement après l'accouchement ou la délivrance un *frisson* violent avec claquements des dents et tremblement des membres. Ce frisson du début, vraiment physiologique, est un phénomène purement nerveux; il ne comporte aucun pronostic sérieux. Ainsi que l'ont montré les recherches de Stoïcesco (1), qui a pris des tracés thermo-sphygmiques au moment même du frisson, *il ne s'accompagne ni d'élévation thermique ni d'accélération persistante du pouls*. Ce frisson — purement nerveux — arrive en général dans la première heure qui suit l'accouchement; il ne dépasse guère les deux ou trois premières heures. Une couverture jetée sur le lit de la femme, une boule d'eau chaude aux pieds (si la femme se plaint d'avoir froid de ce côté), une tasse de boisson chaude, suffisent en général pour rentrer les choses dans l'ordre régulier.

Presque toutes les primipares, et même quelques multipares, se plaignent pendant les premières heures qui suivent l'accouchement — et sans qu'il existe aucune lésion des parties molles — d'un sentiment de cuisson, ou d'une *douleur vulvaire*. Cette sensation — due probablement à la distension exagérée des parties génitales au moment du passage du fœtus — disparaît dans quelques heures avec de simples applications tièdes sur la région vulvaire.

II. *Jours suivants*. — A partir du lendemain de

(1) G. Stoicesco, *Du frisson pendant l'état puerpéral*. Thèse de Paris, 1876.

l'accouchement, la femme entre en pleine période des suites de couches présentant des symptômes locaux et généraux.

1° *Symptômes locaux.* — Trois phénomènes principaux caractérisent la période des suites de couches : *a*) les *lochies*, sanglantes d'abord, séro-sanguinolentes et séreuses ensuite ; *b*) la *régression utérine* et le travail de résorption des éléments anatomiques apportés par la grossesse ; *c*) la *montée laiteuse* enfin. Viennent ensuite les différentes modifications générales de la nutrition et de l'organisme caractérisées par le retour à l'état normal de tous les appareils de l'économie.

Cette triade de symptômes — qui constitue, pour ainsi dire, les points cardinaux des suites de couches physiologiques — sera étudiée en détail dans la description qui sera faite plus loin sur les organes génitaux.

2° *Symptômes généraux.* — Les suites de couches sont tantôt normales, tantôt pathologiques ; pour pouvoir apprécier l'état de santé de la nouvelle accouchée, indépendamment de l'examen de tous les organes, l'état général doit particulièrement attirer l'attention du médecin. C'est *le pouls et la température* qui fourniront les indications les plus précieuses ; aussi leur étude est-elle de la plus haute importance en pathologie obstétricale. C'est d'après la marche normale ou pathologique du pouls et de la température qu'on divisera le post-partum en aseptique et septique. C'est, en effet, pendant les suites de couches qu'on voit éclater toute une série d'accidents dangereux pour la mère et pour l'enfant. La plaie utérine, après l'expulsion du fœtus, peut devenir la porte d'entrée de germes pathogènes et le point de départ de tout un ensemble d'accidents septiques décrits sous le nom d'infection puerpérale (1).

La région mammaire, étant donné la grande activité physiologique qui s'y développe dans les derniers mois de la grossesse et surtout pendant la période des suites de couches, peut retentir sur l'état général en troublant la courbe normale du pouls et de la température. Les voies génitales inférieures, l'orifice utérin, le canal vaginal, l'anneau vulvaire, le plancher périnéal, peuvent, à la suite des traumatismes de l'accouchement, présenter des surfaces dénudées, des escarres capables, par infection secondaire, de retentir aussi sur l'état général (2).

Comme on le voit, il est important de connaître, surtout au point de vue thérapeutique, les modifications du pouls et de la température pendant le post-partum, modifications qui parfois sont les seuls signes révéla-

(1) Ces symptômes généraux peuvent eux-mêmes relever, soit d'une infection qui reste limitée à l'endomètre, soit d'une infection qui, d'abord limitée, se généralise. — Dans le premier cas, les vaisseaux lymphatiques et sanguins n'absorbent sans doute que les produits des échanges organiques des microbes, leurs toxines; il y a donc *intoxication*. Dans le second cas, ils absorbent et entraînent au loin les microbes eux-mêmes, soit d'emblée, soit après un stage de durée variable dans les thrombus pariétaux; il y a alors *bactériémie* (Varnier).

(2) Constantin Daniel, La valeur diagnostique du pouls et de la température pendant les suites de couches pathologiques. *Revue pratique d'obstétrique et de pédiatrie*, janvier-février 1903, Paris.

eurs des suites de couches pathologiques. « C'est le pouls et la température qui vont nous guider dans les premières phases de l'infection et nous indiquer la conduite à tenir (1). »

Il résulte donc de ce qui précède qu'on doit, pendant le post-partum, surveiller attentivement la température de l'accouchée, qui, prise dans l'aisselle matin et soir, ne doit pas atteindre 38°, même au moment de la montée laiteuse. De même, malgré les assertions de Varnier (2), la recherche du pouls n'est pas moins importante; c'est ainsi que dans l'infection utérine, on peut observer parfois *la fréquence du pouls précéder de quelques jours tous les autres accidents, même l'élévation thermique* (3). C'est cette double exploration régulière qui permettra de dépister l'infection dès les premières heures (4).

(1) PINARD et WALLICH, *Traitement de l'infection puerpérale*, Paris, 1894.

(2) « On ne doit se fier qu'au thermomètre, dit Varnier, pour apprécier l'état de santé d'une accouchée. Le pouls peut, en effet, être accéléré, par exemple, quand la femme a perdu du sang en assez grande quantité ou lors de la fluxion mammaire sans qu'il y ait à proprement parler de fièvre. » (VARNIER, *Obstétrique journalière*, p. 428, Paris, 1900.)

(3) C'est là aussi l'avis de Tarnier: « L'étude du pouls offre à l'accoucheur des renseignements extrêmement précieux, à l'aide desquels nos devanciers, alors que le thermomètre n'était pas employé en clinique, diagnostiquaient presque à coup sûr l'état de santé ou de maladie et la gravité de celle-ci : *Nous ne devons donc as négliger d'explorer le pouls avec soin et il serait imprudent de nous en tenir à la thermométrie, bien que cette dernière soit prépondérante.* » (TARNIER, *De l'asepsie et de l'antisepsie*, p. 583, Paris, 1894.)

(4) *Causes de la fièvre pendant les suites de couches.* Le post-par-

III. *La fin de la puerpéralité*, marquée par le retour de couches chez les femmes qui n'allaitent pas, est moins facile à fixer chez les femmes qui nourrissent, puisque l'aménorrhée est presque la règle chez ces dernières. La proportion des femmes chez lesquelles la menstruation se produit régulièrement pendant l'allaitement serait, d'après Schaeffer, de 20 p. 100. D'après une statistique personnelle de 100 femmes ayant accouché à la Maternité de l'Hôtel-Dieu de Paris et à l'hôpital de la « Maternité », je n'ai trouvé que 17 cas où les règles étaient revenues régulièrement pendant toute la durée de l'allaitement. Chez 13 autres il y avait

tum fébrile peut être attribué à quatre groupes de causes, que je vais résumer comme il suit :

a) *Infection génitale* (plaies vulvo-vaginales, endométrite puerpérale, septicémie). Toute fièvre précoce apparaissant du 1er au 3e jour doit être d'abord attribuée à un état pathologique de l'appareil génital. Si l'on ne retrouve pas l'explication de la fièvre dans l'infection des voies génitales, on doit chercher l'état des seins.

b) *Inflammation des seins* (crevasses, lymphangite, galactaphorite). Les inflammations des seins sont beaucoup plus tardives que les infections génitales. Elles se montrent à partir du 4e ou du 5e jour.

c) *Maladies surajoutées.* Si les deux causes précédentes n'expliquent pas la fièvre, on doit penser à une complication, à une maladie locale ou générale surajoutée (appendicite, grippe, fièvre typhoïde, cholécystite, tuberculose pulmonaire, pyélo-néphrite, etc.)

d) *Autres causes.* 1° *Fièvre de résorption.* Certains auteurs, étrangers en particulier, admettent que lorsque les organes génitaux sont flasques et que l'antéflexion de l'utérus est très accusée, il se produit souvent, le 3e ou le 4e jour, une « fièvre de résorption ». Elle se caractérise principalement par l'agitation, l'insomnie et le mal de tête, et dure de vingt-quatre à quarante-huit heures. Comme traitement de cette fièvre, Schaeffer (*Atlas-Manuel d'obsté-*

des règles irrégulières. Le reste de 70 femmes n'avaient pas eu du tout leurs règles pendant l'allaitement.

Quant à l'époque du retour de la menstruation, elle varie aussi. D'après l'interrogatoire que j'ai pu faire à 50 femmes à la consultation des nouveau-nés de la Maternité de Paris, j'ai établi que *dans 45 p. 100 des cas les règles apparaissent vers la fin de la 6e semaine; dans 55 p. 100, elles apparaissent à des dates variables* (de quinze jours à trois mois, c'est-à-dire à peu près au bout d'une année après la conception, et même *plus tard*).

Il résulte donc que la *durée clinique* du « petit post-

trique, Paris, 1901, p. 229) recommande « de provoquer immédiatement la diaphorèse, la diurèse et une abondante évacuation intestinale ». Nous pensons qu'il s'agit là tout simplement d'une véritable infection utérine, dont le meilleur traitement est l'injection intra-utérine ou l'évacuation de la cavité du corps.

2° *Stercorrhémie*. Avant la fin du travail comme dans les premiers jours des suites de couches, on peut voir chez quelques femmes une élévation de la température accompagnée de sensibilité et de ballonnement du ventre, d'un certain état saburral, sans qu'il y ait pour cela infection puerpérale. Ces phénomènes, dus à l'accumulation de matières fécales dans l'intestin, cèdent après l'évacuation du contenu intestinal.

3° *Fièvre de lait*. On désignait autrefois sous ce nom un état morbide, survenant vers le 3e jour, caractérisé par un ensemble d'accidents fébriles, qu'on mettait sur le compte de la montée laiteuse. Mais, ainsi qu'on le verra plus loin, un grand nombre d'auteurs réagirent contre l'idée de la fièvre de lait, et regardèrent, à juste titre, ces phénomènes généraux comme indépendants de la sécrétion lactée et liés à des infections générales et locales (le plus souvent utérines) de la femme en couches. *Une sécrétion lactée, qui n'est qu'une fonction normale, s'établit sans fièvre ; la fièvre lactée n'existe pas.*

partum » — c'est-à-dire chez les femmes qui n'allaitent pas — est en général de *six semaines*. Au contraire, le « grand post-partum » — c'est-à-dire celui qui s'observe chez les femmes qui allaitent — comprend les suites de couches classiques, plus toute la durée de la lactation, laquelle va en général jusqu'à *dix ou onze mois après l'accouchement* (mais pouvant s'étendre jusqu'à quinze, dix-huit et même vingt mois).

La durée anatomique des suites de couches est aussi discutée que la durée clinique. Pour Olshausen et Veit (1), les suites de couches sont plus courtes : elles commencent après l'expulsion du placenta et durent de quatre à six semaines, au bout desquelles, d'après ces auteurs, la régression des organes génitaux est approximativement accomplie. D'après Léopold, la muqueuse utérine ne serait complètement régénérée que vers la fin de la 6e semaine. Selon la marche plus ou moins rapide de l'involution, le microscope nous montre souvent une variabilité encore plus grande dans la durée anatomique du post-partum ; il nous révèle souvent un état incomplet de la régression, qui ne devient parfaite qu'au bout de deux à trois mois après l'accouchement. Quelques auteurs soutiennent cependant que cette prolongation est exceptionnelle, dans les conditions normales, et que, dans les cas de longue durée des suites de couches, il est probablement question d'un post-partum pathologique où l'involution utérine se fait défectueusement.

(1) OLSHAUSEN und VEIT, *Lehrbuch der Geburtshülfe*, Bonn, 1902, p. 261.

Il en résulte donc que les divergences au sujet de la durée de la puerpéralité sont plutôt dues à une confusion d'interprétation ; qu'il faut séparer la durée anatomique de la durée clinique, et qu'enfin cette dernière varie elle aussi selon que nous envisageons *le petit post-partum* (chez les femmes qui n'allaitent pas) ou *le grand post-partum* (qui comprend en plus toute la période de la lactation).

Pour établir la durée de la puerpéralité, il me semble tout à fait anormal de prendre comme critérium, comme limite soit pratique, soit scientifique, les exceptions, les termes variables. Le retour de la menstruation (retour de couches) ne peut pas être un terme clinique, puisque la date de son apparition, comme je l'ai montré plus haut, est variable (chez 45 p. 100 des femmes, les règles apparaissent la 6e semaine ; chez 55 p. 100 autres cette date est variable). Le contrôle anatomique, de même, ne peut pas servir de base, étant donné la variabilité de la régression utérine, selon que l'involution des organes génitaux se fait plus ou moins rapidement après l'accouchement. Il nous reste alors une seule date sérieuse, *naturelle*, c'est *la lactation*. Elle seule nous servira de terme de division, et nous permettra d'établir les limites suivantes :

a). *La durée du petit post-partum* (femmes qui n'allaitent pas) *est de 6 semaines en général*, d'après les auteurs classiques (45 p. 100 des femmes d'après les recherches de C. Daniel).

b) *La durée du grand post-partum* (femmes qui allaitent) *se prolonge jusqu'à la fin de la lactation*.

Quoique, par analogie, *on ait soutenu que chez les femmes qui allaitent la fin du post-partum correspondrait à la même date que chez les femmes qui ne nourrissent pas leurs enfants*, toutefois la clinique (absence de la menstruation, existence de la fonction mammaire) autant que la physiologie (somnolence de la fonction ovarienne, rareté des cas de fécondité pendant la lactation) nous autorisent à repousser cette formule.

Je rappellerai cependant que malgré l'état particulier de l'organisme de la femme pendant la lactation et malgré l'absence de la menstruation, *une nourrice peut devenir enceinte*, mais ce fait n'est pas la règle. Ainsi que j'essaierai de le démontrer, la femme pendant toute la durée de la lactation se trouve dans un état physiologique spécial — que j'appellerai *état de lactation* — pendant lequel elle n'est en général pas assez apte à concevoir. *Ce n'est qu'après avoir sevré et avec le retour de la menstruation* — qui indique une nouvelle ovulation — *que la femme qui a allaité sort définitivement de l'état puerpéral.*

IV. *Diagnostic des suites de couches.* — Les signes qui servent pour le diagnostic du début du post-partum se retrouvent d'une part dans la présence des différentes modifications provoquées par la gravidité — modifications faciles à reconnaître longtemps après la fin de la grossesse, — et d'autre part dans les traces que l'accouchement a laissées derrière lui ; enfin, dans les modifications produites par le post-partum lui-même au niveau des organes génitaux et des seins. Le diagnostic des suites de couches est basé sur plusieurs signes, que je passerai rapidement en revue.

La peau du ventre est flasque, ridée ; on y voit des vergetures. La ligne blanche est fortement pigmentée (ligne brune abdominale). La *vulve* est un peu œdématiée, les lèvres béantes. A l'entrée *du vagin* on voit presque toujours de petites ulcérations recouvertes d'un léger enduit, ou des cicatrices richement vascularisées. Dans les premiers jours, on constate des fissures récentes sur la muqueuse vaginale. Le vagin est distensible, lisse. *L'utérus* est volumineux, en antéflexion. Si l'orifice interne du col peut encore être franchi, on pénètre dans la cavité de l'utérus, augmentée, d'où il s'écoule une sécrétion abondante. *Les seins* sont augmentés, saillants, les aréoles pigmentées, et par pression on fait sourdre du colostrum (les premiers jours) ou du lait.

La valeur de ces signes est évidemment variable, mais la plupart d'entre eux sont caractéristiques. Ainsi la peau du ventre, flasque, couverte de rides et de vergetures, est un signe certain, attendu que l'on peut exclure facilement les cas de vergetures produits par l'obésité ou par une tumeur abdominale. De même les dépôts pigmentaires sont d'une intensité telle qu'on ne les rencontre dans aucune autre circonstance que la gravidité ou les suites de couches. Les petites plaies de l'entrée du vagin sont caractéristiques. L'écoulement des lochies ne peut être confondu avec aucune autre sécrétion génitale. Les dimensions et la forme de l'utérus évacué ne se rencontre nulle part ailleurs, surtout lorsque le doigt introduit dans la cavité utérine a constaté la zone placentaire thrombosée. Les modifications des seins suffisent à elles seules à faire le diagnostic ; la pigmentation et la quantité de la sécrétion sont plus exagérées que dans n'importe quelle autre circonstance.

Diagnostic rétrospectif. — S'il est facile de poser le diagnostic des suites de couches dans les premières semaines, il peut être difficile de déterminer d'une façon précise la date des suites de couches, et la difficulté de ce problème, intéressant en médecine légale, augmente au fur et à mesure que l'on s'éloigne de l'accouchement. Ainsi, la présence de plaies d'aspect récent à l'entrée du vagin indique que la femme est accouchée il y a peu de jours ; au contraire, l'existence de cicatrices nettes, prouve que les premiers jours du post-partum sont passés. Les modifications des lochies fournissent aussi des points de repère sérieux ; ainsi, les lochies sanguines s'observent d'ordinaire pendant les premiers dix jours des couches. La grosseur de l'utérus constitue le signe le plus important pour un praticien expérimenté ; il suffit d'avoir examiné un nombre suffisant de femmes pendant le post-partum, pour s'être fait une opinion déterminée sur les dimensions de l'utérus aux divers moments des jours de couches. De même, l'orifice interne du col, qui est rarement franchissable après le 10ᵉ ou 12ᵉ jour, nous servira aussi de repère pour le diagnostic rétrospectif de la date de l'accouchement.

Tableau clinique résumant les principaux symptômes du post-partum normal.

ORGANES et fonctions.	1er jour.	2e jour.	3e jour.	4e, 5e, 6e et 7e jour.	8e jour.	9e jour.	Du 10e au 30e jour.	De la 4e à la 6e semaine.
Organes génitaux.	*Utérus* presque au niveau de l'ombilic. *Lochies* sanguines. *Tranchées*, chez les multipares.	*Utérus* à 5 travers de doigts de la symphyse (vessie vide).	*Utérus* à 4 travers de doigts de la symphyse. *Lochies* séro-sanguines (multipares).	*Utérus* à mi-chemin entre la symphyse et l'ombilic. *Lochies* diminuées.	*Utérus* à 3 travers de doigts au-dessus de la symphyse. Antéflexion. Canal cervical encore perméable au doigt. *Lochies* séreuses et muqueuses.	*Utérus* derrière la symphyse. Orifice externe commence à se fermer. Museau de tanche redevient libre dans le vagin.	*L'involution* se fait progressivement.	*Involution* achevée entre la 5e et 6e semaine. *Lochies* cessées. *Retour de la menstruation* chez les femmes qui ne nourrissent pas, et chez 30 p. 100 des femmes qui allaitent.
Glande mammaire.	—	*Montée laiteuse* commencée chez les multipares.	Seins tendus au maximum ; sécrétion *colostrale*.	*Lait* remplace le colostrum.	Disparition des corpuscules du colostrum dans le lait.	—	—	—
Appareil urinaire.	Rétention d'urine fréquente. Peptone et sucre dans les urines.	—	—	Urines contiennent la plus forte proportion de principes dissous.	—	—	—	—
Pouls et température.	Ralentissement du pouls.	—	Température peut osciller entre 37° et 37°,5 (temp. axillaire) ; même au moment de la montée laiteuse elle ne dépasse 37°,5 (cas habituels).	—	—	—	—	—

III

Connaissant l'évolution clinique du post-partum normal, voyons quelles sont les conditions nécessaires pour nous assurer des suites de couches aseptiques, et quels sont les éléments de pronostic qui nous permettront de contrôler la marche naturelle du post-partum.

Le pronostic du post-partum est basé sur plusieurs facteurs, que je passerai en revue :

a) Antécédents et commémoratifs ;
b) État du pouls et de la température ;
c) Exploration de l'abdomen ;
d) Examen des organes génitaux externes ;
e) Examen des seins.

I. *Antécédents et commémoratifs.* — Les antécédents *pathologiques* et particulièrement le passé abdominal doivent être recherchés avec soin ; on sait, depuis les nombreuses études qui ont été faites dans ces dernières années, que l'appendicite, les occlusions intestinales, la cholécystite, à l'occasion d'un accouchement normal peuvent donner lieu à des accidents dans le post-partum, parfois mortels. Mais il s'agit là d'une question d'affections intercurrentes au cours de la puerpéralité, qui sont plutôt du domaine de la pathologie de la puerpéralité.

De même des *affections gynécologiques* antérieures (métrite, amputation du col, cancer et fibrome utérins; annexites; blennorragie vaginale, etc.) peuvent exercer un certain rôle, car, du fait de la grossesse, on peut voir survenir divers accidents. Les métrites prédisposent à la rétention des membranes, d'où suites de couches pathologiques; l'amputation du col peut être la cause de déchirures ou de ruptures du segment inférieur de l'utérus, créant ainsi des portes d'entrée à l'infection. L'annexite peut subir une poussée à l'occasion du traumatisme obstétrical. La blennorragie, enfin, peut devenir une cause d'auto-infection (gonococcie puerpérale).

Le *passé obstétrical* peut aussi, jusqu'à un certain point, permettre de prévoir si le post-partum sera normal ou pathologique (bassins viciés, accouchements antérieurs dystociques, etc.).

La *grossesse actuelle* peut nous fournir les éléments d'un pronostic favorable ou non suivant l'état : *a*) des organes maternels (rétrécissement du bassin, existence de quelque tumeur pelvienne, etc.); *b*) de l'œuf (insertion vicieuse du placenta, présentations vicieuses, mort du fœtus, rupture prématurée des membranes, etc.).

L'*accouchement* lui-même, rapide ou de longue durée, influe d'une façon manifeste sur le pronostic des suites de couches. « Un accouchement trop rapide a quelques inconvénients, car l'utérus qui vient de fournir un travail musculaire assez considérable peut se mal contracter au moment de la délivrance : d'où possibilité d'une hémorragie» (Ribemont-Dessaignes et Lepage, p. 345). De même, plus l'accouchement a traîné en longueur, plus a été longue la période d'expulsion, plus la femme est fatiguée et devient un terrain favorable à l'infection, surtout si le toucher est fréquemment pratiqué.

Les accouchements *sans soins préalables* («naissances des rues» des auteurs allemands) donnent un pronostic favorable pour les suites de couches. Après des accouchements *artificiels et des interventions*, le chiffre de la morbidité et de la mortalité est plus grand qu'après les accouchements spontanés. On pourrait évaluer cette morbidité à 2 ou 3 p. 100 pour les accouchements artificiels, et à 5 ou 6 p. 100 pour les interventions.

Les différentes *complications de l'accouchement* (déchirures du col, déchirures vaginales et vulvo-périnéales, ruptures utérines, etc.) sont aussi au facteur d'aggravation du pronostic.

La *délivrance*, enfin, est un gros élément de pronostic, car, contrairement à la délivrance naturelle, l'extraction artificielle du placenta peut, si l'asepsie n'a pas été parfaite, donner lieu à des accidents septiques.

Mais ce sont surtout les *précautions aseptiques* prises avant, pendant et après l'accouchement qui jouent le rôle le plus considérable quant à la normalité des suites de couches.

Je rappellerai, aussi, l'influence de quelques autres facteurs de second ordre : parité, sexe de l'enfant, influences atmosphériques, état social de la femme.

Contrôlant, en 1902, un grand nombre d'observations provenant du service de mon maître Porak, à la Maternité de Paris, j'ai constaté que la morbidité et la mortalité était plus grande chez les *primipares* que chez les multipares (3 fois plus, d'après nos calculs).

De même, j'ai constaté qu'après les *naissances de garçons* la morbidité était d'un quart environ plus grande qu'après les naissances de filles. Il est possible que les dimensions du corps et de la tête fœtale, produisant un certain traumatisme sur le canal génital, ainsi que les interventions auxquelles elles exposent, interviennent suffisamment pour expliquer ce coefficient plus élevé.

Il est, enfin, un dernier fait, et moi-même j'ai eu plusieurs fois l'occasion de le constater, c'est *l'influence atmosphérique* sur la morbidité des accouchées. Pendant les saisons froides et humides, j'ai remarqué une certaine tendance aux oscillations thermiques ; mais il s'agit là certainement de poussées grippales et point d'une certaine réceptivité particulière pour le développement des germes puerpéraux, comme le soutenaient les anciens auteurs.

L'*état social* de la femme semble entrer aussi, jusqu'à un certain point, en ligne de compte dans l'étude du post-partum. Il est évident que par ses occupations, par son domicile, par son bien-être, par l'hygiène individuelle, la femme de classe sociale élevée offre un coefficient de mortalité moindre que les femmes de la classe ouvrière. Et les statistiques sont là pour affirmer ces constatations. Dans la clientèle de ville les cas d'infection post-partum sont incomparablement plus rares qu'à la campagne ou chez les femmes du peuple.

II. *État du pouls et de la température.* — L'examen du pouls et de la température pendant les suites de couches est de la plus haute importance au point de vue du pronostic. « C'est en prenant systématiquement la température matin et soir, qu'on pourra établir sérieusement un *pronostic à longue portée.* »

Voici les conclusions que j'ai formulées à ce sujet dans un travail antérieur : « Il résulte de l'étude du *pouls* pendant les suites de couches que :

« *a*) Le pouls qui fléchit d'une façon sensible pendant les suites de couches est d'un bon pronostic ;

« *b*) Toutes les fois que le pouls excède 100 pulsations, une complication a surgi.

« La *température* peut également par sa marche avoir, elle aussi, une valeur pronostique.

« *a*) Le thermomètre peut monter de quelques dixièmes de degrés dans les douze premières heures qui suivent la parturition, pour redescendre ensuite. Cette ascension ne comporte aucun pronostic grave, si elle est éphémère.

« *b*) Chaque fois qu'il existe une élévation de la température, *continue*, s'écartant peu de 37°,5 et surtout si elle dépasse 38°, et qu'elle s'accompagne de rapidité du pouls, on doit craindre l'existence de quelque complication » (Constantin Daniel) (1).

Il est nécessaire de se rappeler que presque toutes

(1) Constantin Daniel, Du pouls et de la température pendant la puerpéralité. Valeur séméiologique et pronostique. *Annales de gynécologie et d'obstétrique*, mai 1902, Paris.

les élévations thermiques chez les accouchées sont dues à une infection génitale. Aussi faut-il que chez toutes les accouchées *la température soit prise régulièrement matin et soir pendant toute la durée du séjour au lit.*

C'est donc dans les cas où le pouls et la température offrent un écart du type normal qu'on doit procéder immédiatement à l'exploration de l'accouchée. Le toucher et le palper de l'utérus, de ses annexes, ainsi que des tissus para-utérins, permettront de dépister une complication pelvienne dès les premières heures de son apparition et la traiter en conséquence. On cherchera ensuite l'état des organes génitaux externes (plaies vulvo-périnéales et enfin l'état des seins (lymphangite, suppurations).

III. *Exploration de l'abdomen.* — Le palper hypogastrique (après évacuation de la vessie) permettra de se rendre compte de l'état de l'utérus et des régions de l'abdomen qui sont autour de cet organe. La douleur qu'on trouve au niveau du fond ou des cornes utérines, les dimensions exagérées de cet organe, doivent faire craindre une infection utérine, qu'elle coïncide ou non avec un état fébrile marqué de l'accouchée.

Je crois, en effet, basé sur de nombreux palpers que j'ai pratiqués à ce propos, que *toute douleur utérine provoquée par le palper, existant chez des accouchées même non fébriles, est due à un certain degré de septicité.*

Quant à la douleur existant autour de l'utérus, elle peut être annexielle, ou avoir son siège dans le paramétrium (douleur bas située avec irradiations inférieures), ou encore dans le péritoine pelvien (douleur plus superficielle avec irradiations abdominales). Les douleurs péri-utérines peuvent aussi être liées à des causes extra-génitales (appendiculaire, intestinale, hépatique, pyélo-rénale, etc.).

Après le palper hypogastrique, on passera à l'exploration de l'étage supérieur de l'abdomen (étage hépato-gastro-splénique), ainsi que de l'étage moyen ou intestinal. Il nous apprendra si le ventre est plat ou ballonné, souple ou tendu, normal ou pathologique.

IV. *Examen des organes génitaux externes et des lochies.* — Cette exploration est nécessaire surtout lorsque la femme se plaint de douleurs à l'entrée du vagin ; il s'agit dans ces cas de déchirures du périnée, de plaies et escarres de la vulve et du vagin. Ces lésions, suivant le traitement administré, seront examinées chaque jour.

On devra examiner également les lochies. L'accoucheur se fera présenter chaque jour les serviettes de couches ; il devra s'enquérir du nombre des garnitures salies, de la couleur et de l'odeur des liquides dont elles seront tachées. Il observera s'il n'y a pas de caillots, de débris de membranes expulsées des voies génitales.

V. *Exploration des seins.* — Après avoir pensé à l'appareil génital, on doit chercher l'état des mamelles pour savoir s'il n'y a pas de crevasses, de lymphangite, de galactophorite.

VI. *Examen médical des viscères.* — On procédera enfin à l'examen du cœur, des poumons, du foie, des reins. Les urines seront examinées régulièrement au point de vue de l'albumine et du pus, l'infection des voies urinaires supérieures pouvant exister sans aucune réaction générale. Dans ses leçons au lit des malades, mon maître Champetier de Ribes ne manquait pas d'insister chaque fois sur ces formes de pyélonéphrites, *à évolution pour ainsi dire latente*, qui passent inaperçues si on ne les recherche pas. On sait, en effet, aujourd'hui, que certaines albuminuries observées au cours de la grossesse sont liées à l'existence de pus dans les urines (précipitation de la pyine) ; elles sont dues à des formes légères d'infection à marche chronique — véritables pyélo-néphrites latentes (1) — qui peuvent rester inaperçues et qui seront quelquefois découvertes au lit des malades à la simple vue du bocal contenant les urines (troubles, pâles, abondantes, avec dépôt purulent au fond du bocal), et confirmées par l'examen microscopique du dépôt.

(1) Bredier, *Contribution à l'étude de certaines formes de pyélonéphrites au cours de la grossesse (pyélo-néphrites latentes)*. Thèse de Paris, 1902.

IV

Telle est la description de l'état de couches. Le tableau clinique du post-partum peut se résumer comme il suit :

I. Le post-partum, ou suites de couches, se caractérise, au point de vue physiologique, par toute une série de *phénomènes de régression et de régénération*, qui se traduisent par l'involution des organes génitaux et le retour de tous les appareils de l'économie à leur état normal.

Mais la caractéristique du post-partum consiste en ce fait que, parallèlement aux phénomènes de décomposition, de régression des organes hypertrophiés au cours de la grossesse, il se produit des actes de formation, de réaction, correspondant à l'installation d'une nouvelle fonction, *la sécrétion lactée*, destinée à terminer les différents actes de la reproduction de l'espèce et à continuer pendant la vie extra-utérine les rapports de nutrition existant entre la mère et l'enfant.

II. Au point de vue clinique, cette période de la puerpéralité commence immédiatement après l'évacuation de l'utérus, dure pendant tout le temps nécessaire pour la réfection des organes génitaux (en général six semaines) et se termine au moment du retour de la menstruation, lorsque la femme sort de l'état de couches et redevient apte à être fécondée et à recommencer le cycle de la puerpéralité.

Mais, d'après l'état de la fonction mammaire, *si la parturiente allaite elle reste encore dépendante de l'état puerpéral.* En effet, la femme pendant la lactation diffère entièrement de la femme en état de repos, tant au point de vue pathologique qu'au point de vue physiologique. Chez la femme qui allaite, en dehors de la sécrétion mammaire qui dépasse par son abondance toutes les autres sécrétions de l'économie, l'organisme tout entier est impressionné par la nouvelle fonction. L'appareil génital (utérus et ovaires) tombe dans un état de somnolence (absence de menstruation en général, lenteur de l'ovulation), les autres organes ainsi que le sang offrent de même des modifications particulières.

III. Pour ces motifs, j'ai cru logique de considérer les suites de couches à un point de vue plus large, et d'introduire l'étude de la lactation dans celle du post-partum. Les suites de couches nous apparaîtront ainsi comme une période puerpérale de durée variable (selon que la femme allaite ou non), caractérisée au point de vue physiologique par deux sortes de phénomènes : *a*) une série de *phénomènes de régression* (commençant immédiatement après la naissance et durant en général un mois et demi à trois mois), qui constitue le post-partum proprement dit ; *b*) une autre série de *phénomènes de régénération* constituant *la lactation.* Celle-ci commence deux ou trois jours après la parturition, se confond pendant les premiers mois avec les suites de couches proprement dites, et dure dix ou douze mois en général et même davantage.

IV. Ces considérations nous permettront de décomposer, au point de vue pratique, clinique et descriptif, l'évolution du post-partum en trois périodes distinctes :

a) Une période *initiale*, laquelle succède immédiatement à l'expulsion du placenta (suites de couches immédiates). Elle se confond avec le jour de l'accouchement et s'étend du moment où l'utérus devient vide jusqu'au lendemain de l'accouchement. De sorte que d'après le moment de l'expulsion du fœtus sa durée est variable et peut osciller entre une et vingt-quatre heures.

b) La deuxième période intermédiaire, *de repos*, est celle qui suit l'accouchement et correspond au séjour au lit de l'accouchée (semaine des couches, suite de couches prochaines). Elle occupe les premiers jours du post-partum et sa durée varie d'après l'état social et pathologique de la femme (entre dix et vingt-cinq jours en général).

c) La troisième période, *terminale* (suites de couches éloignées ou tardives), se prolonge jusqu'à la fin de l'état puerpéral, et sa durée est variable. Chez les femmes qui n'allaitent pas (petit post-partum), la limite est marquée par l'apparition de la première menstruation (retour de couches), laquelle a lieu ordinairement vers la sixième semaine après l'accouchement. Chez les femmes qui allaitent (grand post-partum), les suites de couches classiques se confondant avec la lactation, la fin de la puerpéralié sera variable et pourra aller jusqu'à dix et douze mois après l'accouchement.

V. Ce n'est qu'en possédant des connaissances parfaites sur l'évolution physiologique du post-partum, sur les différentes particularités qu'il imprime à l'organisme féminin tout entier, que nous pourrons avoir une conception exacte, scientifique, de cette importante période de la puerpéralité.

De ces connaissances théoriques nous pourrons tirer, avec un plus grand profit, les déductions pratiques qui se rapportent aux suites de couches normales. C'est ainsi que, pour suivre et assurer un post-partum normal, il faut, indépendamment de l'exploration locale de tous les organes de l'économie, examiner l'état général et dans ce but *le pouls et la température* nous procurent les indications les plus importantes. Et pour se faire une idée encore plus complète de cette période de la puerpéralité, il faut passer en revue les différentes particularités qui se rapportent à chacun des *grands appareils* de l'organisme, modifiés du fait de la grossesse et de l'accouchement.

En terminant, je rappellerai que pour avoir un post-partum dont les principaux phénomènes (régression utérine, sécrétion lactée, échanges nutritifs, etc.), se passent dans les meilleures conditions possibles, il faut, en dehors du repos, observer certaines règles dont l'ensemble constitue l'hygiène du post-partum.

LES ORGANES GÉNITAUX
PENDANT LES SUITES DE COUCHES

Pendant la grossesse et le travail, l'organisme maternel subit des modifications profondes caractérisées surtout par la tendance à l'hypertrophie (modifications gravidiques de l'organisme maternel, phénomènes maternels du travail). Pendant le post-partum, il se produit de nouveaux changements caractérisés d'une part par la tendance à l'atrophie des tissus néoformés au cours de la grossesse, et d'autre part par la formation d'éléments et fonctions nouveaux : la muqueuse utérine, et chez la femme qui allaite l'installation de la lactation. Dans quatre mémoires antérieurs (1), en faisant l'étude anatomique, physiologique normale, expérimentale et clinique des mamelles pendant la lactation, j'ai montré comment l'installation de la sécrétion et le fonctionnement des glandes mammaires pendant le post-partum se traduisaient par un ensemble de symptômes locaux et généraux constituant *les phénomènes cliniques de la lactation*. En étudiant le mouvement physiologique qui se passait dans

(1) Constantin Daniel, La Glande mammaire pendant la lactation chez la femme. *Revue des sciences médicales*, 1907-1908, Bucarest.

les seins après l'expulsion du fœtus, j'ai montré comment ces organes, loin de se comporter comme de simples glandes à sécrétion externe, constituaient, bien au contraire, des appareils plus complexes, perfectionnés de fonctions multiples en liaison étendue avec les principaux viscères et appareils glandulaires de l'organisme.

Toutes ces modifications nous font comprendre suffisamment que l'organisme de la femme après l'accouchement possède des fonctions nouvelles et variées. La fonction mammaire, se répercutant sur le mécanisme de toute l'économie, apporte avec elle des réactions organiques nouvelles et diverses, crée et entretient un état physiologique spécial, qui va certainement influencer la métamorphose de la sphère génitale pendant les suites de couches.

C'est au milieu de ces phénomènes et réactions de l'organisme, ayant pour but de ramener les grands appareils de l'économie plus ou moins complètement à leur état antérieur à la grossesse, qu'il se produit au niveau des parties génitales des changements importants pendant le post-partum. L'utérus, les annexes, le vagin et toute la zone génitale sont le siège de modifications consistant en un processus régressif; et l'ensemble de ces phénomènes constitue *la régression* ou *l'involution génitale*. Elles se traduisent par des manifestations cliniques répondant à des transformations anatomiques qu'il importe d'étudier en détail (1).

(1) Consulter les Traités classiques d'accouchements et autres publications : Ribemont-Dessaignes et Lepage, *Précis d'obstétrique*,

Je diviserai l'étude des diverses modifications des organes génitaux en deux parties :

1° L'étude anatomique de l'utérus et des annexes génitales pendant le post-partum ;

2° L'étude clinique de l'involution puerpérale.

Paris. — BAR, BRINDEAU, CHAMBRELENT, *la Pratique de l'art des accouchements*, Paris. — TARNIER et BUDIN, *Traité de l'art des accouchements*, Paris. — VARNIER, *Obstétrique journalière*, Paris. — OLSHAUSEN et VEIT, *Lehrb. der Geburtshülfe*, Bonn, 1899. — MÜLLER, *Handbuch der Geburtshulfe*, Berlin. — WINCKEL, *Lehrb. d. Geburtshilfe*. Leipsig. — SCHAUTA, *Geburtshilfe*, Wien. — FEHLING, *Die Physiologie und Pathologie des Wochenbettes*, Stuttgart, 1897, s. I, 55. — HOFBAUER, Zur Physiologie des Puerperiums, *Monatschr. für Geb. und Gyn.*, t. V, 1897 (supplément). — WINCKEL, *Die Pathologie und Therapie des Wochenbettes*, 2e édit., Berlin, 1878, p. 8. — CRÉDÉ, Weitere Erfuhrungen über gesunde und Kranke Wöchnerinen. *Arch. für Gynæk.*, t. XXX, 1887, p. 382. — FURST, *Klinische Mittheilungen über geburt und Wochenbett*, Wien, 1883. — TEMESVARY et BACKER, Studien aus den Gebiete des Wochenbettes, *Arch. für Gynæk.*, t. XXXIII, 1888. — SCHROEDER, *Schwangers. geb. und Wochenbett*, s. 177 et *M. f. Geb.*, Bd. XXVII, s. 148. — CALVET, *Contrib. à l'histoire des suites de couches normales et pathologiques.* Thèse, Paris, 1875. — QUINQUAND, *Essai sur le puerpérisme infectieux*. Thèse, Paris, 1872. — BOUCHACOURT, Recherches de physiologie, de pathologie concernant l'état puerpéral. *Mém. Société médic.*, Lyon, 1837. — WHITE, The normal puerperal State. *Amer. Journal of. obstetrics*, t. XIX, 1886, p. 1191. — CASTRO ESCALADO, Modificaciones del organismo en general consecutivas al parto normal. *Revista obstetrica*, Buenos-Aires, 1903, n° 4, p. 143.

I

ÉTUDE ANATOMIQUE

I. — *Description macroscopique de l'utérus.*

Nous considérerons successivement les modifications anatomiques de l'utérus, des annexes, du vagin et des organes génitaux externes.

Pendant le post-partum, l'utérus subit un ensemble de changements macroscopiques et histologiques destinés à le ramener à son état antérieur à la grossesse. On donne à ce processus rétrograde le nom d'*involution* ou de *régression utérine* (1).

1° Configuration extérieure. Forme. — Vu extérieurement, l'utérus apparaît, après l'expulsion de l'œuf, sous la forme d'un corps globuleux, à surface lisse et régulière, ressemblant à un utérus gravide de

(1) Acconci, Beitrag zum Studium des schwangeren und puerperalen Uterus. *Zeitschr. f. Geb. und Gynæk.*, XV, p. 430. Bd. III . — Keiffer, Recherches d'anatomie et de physiologie obstétricales. L'utérus post-partum. *Semaine gynécologique*, n° 19, mai 1904. — Wieland, *Étude sur l'évolution de l'utérus pendant la grossesse et sur son retour à l'état normal*. Thèse de Paris, 1858. — Heschl, Remarques sur l'état de l'utérus après l'accouchement, *Wiener Zeitschr.*, Bd. VIII, 1852, p. 9.

quatre mois et demi environ. Mais il reste encore très vasculaire, et l'on voit de volumineux pédicules vasculaires aborder l'organe de chaque côté. Quelquefois, l'intestin, et particulièrement le côlon ilio-pelvien, en rapport presque constant avec la corne utérine gauche, s'y creuse une légère dépression.

La forme globuleuse de l'utérus persiste plus ou moins complètement pendant toute la durée des suites de couches. Puis, peu à peu cet organe s'aplatit : sa face antérieure devient plus plane que la face postérieure en même temps que les bords deviennent moins arrondis. En effet, les bords utérins ne reprenant pas leur rectitude complète restent toujours légèrement bombés. Il en résulte que *l'utérus après l'accouchement ne reprend jamais sa forme primitive*, son état virginal ; aussi, est-il toujours facile de reconnaître la matrice d'une femme ayant déjà accouché et celle d'une multipare.

Vu sur des coupes sagittales de sujets congelés, le corps de l'utérus post-partum apparaît encore divisé en deux parties bien distinctes : l'une supérieure, rétractée, épaisse, *le corps proprement dit* ; l'autre inférieure, affaissée, d'une mollesse extrême, *le segment inférieur*. Le col, mou, plissé, est largement béant. Mais cette disposition est de très courte durée. Vers le 3ᵉ jour, le segment inférieur et le col ont déjà repris leur tonicité. Vers le 5ᵉ jour, la forme de l'utérus ressemble déjà à celle de l'organe non gravide, dont elle ne diffère que par le volume et l'épaisseur triple de la paroi.

2° Rapports. *a) Fond.* — D'après les quelques autopsies que j'ai pu faire pendant les premiers jours des suites de couches, tant à la Maternité de Paris que dans le service de mon maître Champetier de Ribes, on voyait que dans les *2-3 premiers jours*, alors que l'utérus était encore volumineux, sa face antérieure se trouvait presque directement en rapport avec la paroi hypogastrique sans interposition d'anses intestinales. On a là les mêmes rapports de l'utérus et de l'intestin que l'on observe dans les grosses tumeurs abdominales (fibromes, kystes ovariens). On voit le fond, convexe, du globe utérin, en rapport en haut avec l'intestin grêle. A gauche, la corne utérine est en rapport avec le côlon pelvien qui passe en général devant les annexes correspondantes. A droite, enfin, le cæcum est assez loin de la corne correspondante ; mais son appendice (dans les variétés descendantes) vient se mettre en rapport plus ou moins directement avec les annexes droites et même avec la corne utérine. A partir du *3e jour, avec le retrait progressif et accentué de l'organe, les anses intestinales viennent s'interposer entre lui et la paroi abdominale.*

b) Face antérieure. — Ainsi qu'on peut le voir sur des coupes sagittales, dès le 5e jour l'utérus est en majeure partie redevenu pelvien. Cependant, comme je l'ai déjà dit, son fond se trouve à plus de 3 centimètres au-dessus du plan d'entrée du bassin (détroit supérieur). Sa face antérieure, fléchie, repose en bas dans la coupe concave que forme la face postérieure de la vessie vide et s'y imprime. En haut, cette face antérieure est immédiatement sous la paroi hypogastrique, dont rien ne la sépare dans l'étendue d'un travers de main environ.

c) La *face postérieure* se moule sur les deux premières vertèbres sacrées ; plus bas elle est séparée des autres vertèbres sacrées et coccygiennes par le rectum à peu près vide.

3° Situation. — Pendant la première semaine des suites de couches, l'utérus par son fond est encore un organe abdominal, plus ou moins près de l'ombilic. Ce n'est que vers le 10e-12e jour qu'il se cachera dans le petit bassin, derrière le pubis, où il se perdra dans la masse intestinale retombée en partie dans le pelvis, et deviendra vers la fin des suites de couches un organe définitivement pelvien. Quant à sa direction par rapport au plan antéro-postérieur, l'utérus reste en général en antéversion légère lorsque les réservoirs sont vides.

4° Direction. — Pendant que l'utérus reprend graduellement sa forme définitive, il tend à changer de direction (1). On sait que pendant la grossesse, l'utérus gravide est porté le plus souvent en latéro-version vers la droite (80 p. 100), et exceptionnellement vers la gauche. Immédiatement après l'accouchement, il est encore incliné à droite, puis il subit un véritable mouvement de déplacement dans le sens transversal, il corrige son obliquité et vers le 3e-4e jour environ, il est

(1) Voyez R. Milne, On deflection and rotation of the pregnant and puerperale uterus. *The Edinburgh med. Journal*, juin 1897, p. 160.

revenu sur la ligne médiane et a repris sa direction définitive, nettement médiane. Mais cette direction varie beaucoup suivant que la femme est primipare ou multipare, suivant son décubitus, suivant enfin l'état de réplétion ou de vacuité du rectum et de la vessie. La vessie, en se distendant pendant les premiers jours des suites de couches, se développe surtout à gauche; en même temps qu'elle soulèvera l'utérus elle l'inclinera à droite.

5° Axe (1). — Ainsi qu'on peut le voir sur des coupes sagittales, l'attitude de l'utérus post-partum dans le bassin se rapproche en général de celle de l'utérus avant la grossesse. Le corps est en antéflexion sur le col; les deux parties se réunissent sous un angle de 120°. Le canal cervical se branche à angle obtus sur le vagin. La cavité du corps est parallèle à l'axe du détroit supérieur. Le canal vaginal est parallèle au plan du détroit supérieur. Il en résulte que le corps utérin forme avec le vagin un angle droit.

Au fur et à mesure que l'involution utérine fait des progrès, on observe *une exagération de l'antéflexion normale*, qui fait que le corps est presque fléchi à angle droit sur le col. C'est cette augmentation de l'antéflexion qui fait que l'utérus se cache de bonne heure derrière la symphyse (vers le 8e-9e jour) et semble avoir achevé son involution. Mais il suffit de pratiquer le toucher et de redresser l'utérus antéfléchi pour se convaincre que, même à la fin du premier mois, son

(1) Dubois, *De la rétroflexion dans ses rapports avec l'arrêt de l'involution de l'utérus après l'accouchement*, Paris, 1881.

fond peut être senti à l'hypogastre. En dehors de cette flexion antérieure, l'utérus post-partum présente dans les premiers jours de couches un léger degré de torsion de droite à gauche. Enfin, exceptionnellement, l'utérus peut être en rétroflexion. Voici les chiffres de Bidder portant sur 286 explorations pendant les premiers jours de couches :

Antéflexions pures	46,5	p. 100
Antéversions	20,2	—
Rétroversions	1,4	—
Utérus normal	31,8	—

Les observations de Hansen sur l'axe et la direction de l'utérus pendant l'involution montrent que l'on rencontre environ 95 p. 100 d'antéflexions ou antéversions contre 5 p. 100 de rétroflexions ou rétroversions.

J'ai, par l'exploration bimanuelle, entrepris une série de recherches sur la position, l'axe et la direction de l'utérus post-puerpéral chez 100 femmes en couches normales au 15e jour, après évacuation de la vessie et du rectum. Voici les résultats :

Utérus médian chez . .	45	p. 100	
Utérus excentrique (par rapport au centre du bassin)	55	—	dont { 35 à gauche, 20 à droite
Utérus normal	40	—	
Antéversion	13	—	
Antéflexion	40	—	
Rétroversion	2	—	
Rétroflexion	5	—	

Torsion, latéro-version et flexion	12 —	dont	10 à droite 2 à gauche

6° Poids. — Aussitôt après la délivrance, l'utérus pèse environ 1 kgr. 500 en moyenne (Varnier). Mais ce poids peut varier entre 900 grammes et 1.500 grammes. Au fur et à mesure que l'utérus diminue de volume, il perd son poids initial. Voici quelques chiffres correspondant aux différentes pesées que j'ai pu faire, et qui indiquent les moyennes du poids pendant les premières semaines des couches :

Après la délivrance. . .	1 kgr. (1 kgr. 500, Varnier ; 770 — 805, Heschl).
2e jour des couches . .	750 gr.
8e — — . .	500 gr.
15e — — . .	370 gr. (300 — 330, Garrigues).
30e — — . .	120 gr.
5e semaine — . .	70 gr.
6e — — . .	50-60 gr.
8e — — . .	47-75 gr. (Heschl).

Mais le poids de l'utérus qui a été gravide ne reprend jamais son poids antérieur à la grossesse.

7° Consistance. — Immédiatement après la délivrance, l'utérus présente une dureté ligneuse commune aux corps fibreux. Puis, les 3 à 4 jours qui suivent la délivrance, l'utérus, surtout chez les multipares, présente une consistance variable de dureté et de mollesse, due à des alternatives de contractions et de relâchement. Ce n'est qu'à partir du 5e jour que cet organe commence à prendre une consistance plus stable. Il a tantôt la consistance d'un tissu élastique, tantôt la dureté d'un corps fibreux. Vers le 20e jour, il a déjà repris la consistance qu'il avait avant la grossesse.

8° Propriétés physiologiques. — Pendant les premiers jours des suites de couches, la sensibilité et la contractilité utérines sont des plus exquises, mais ces propriétés s'atténuent progressivement à mesure que l'organe se rapproche de son état pré-gravidique.

9° Volume. — Vidé du fœtus et des annexes, l'utérus garde le volume d'un *utérus gravide de 4 mois et demi* (Varnier) et remplit exactement le bassin où il ne laisse place qu'au rectum et à la vessie vide.

10° Topographie. — Cette étude ne peut être faite que d'une façon approximative par les moyens cliniques ordinaires de mensuration (distance du fond de l'utérus à l'ombilic ou à la symphyse pubienne) à l'aide du compas de Depaul. Ce n'est qu'à l'aide de mensurations rigoureuses sur des coupes de sujets congelés, comme l'ont fait Varnier, Barbour, Webster, Potocki et nous-même, qu'on peut arriver à une étude précise. La topographie utérine doit être étudiée par rapport au squelette pelvien, et en projection sur la paroi hypogastrique.

1. Nous possédons peu de chiffres relativement aux rapports de l'utérus et du bassin osseux. D'après deux coupes de Varnier (*Obstétrique journalière*, fig. 318, p. 287, et fig. 317, p. 286), *le fond de l'utérus* déborde le plan du détroit supérieur :

68 heures après l'accouchement . . . . de 37 mm.
72 — — — . . . . de 33 —

Quant au *col*, *il ne dépasse pas en général le plan sous-sacro-sous-pubien.*

2. La projection exacte de l'utérus sur la paroi hypogastrique, d'après les coupes sagittales de Webster, Varnier, C. Daniel, peut être résumée comme il suit :

Date	Distance du fond de l'utérus au bord supérieur du pubis (mesurée à l'aide d'un ruban métrique
—	—
5 minutes après l'accouchement .	15 cm. » (Webster).
1/2 heure — — .	14 cm. » (Varnier).
12 heures — — .	13 cm. 50 (C. Daniel).
36 — — — .	12 cm. » (Webster).
3 jours — — .	10 cm. » (Webster, Varnier).
4 — — — .	9 cm. » (Webster).
6 — — — .	3 cm. » (Webster).
15 — — — .	1 cm. 50 (C. Daniel).

11° Dimensions. — a) *Hauteur totale de l'utérus.* — Sitôt après l'accouchement, l'utérus a une hauteur totale d'environ 20 centimètres, qui va descendre peu à peu pour revenir à 7 centimètres, hauteur normale. Les dimensions verticales de l'utérus, pendant les différents jours des couches, ont surtout été mesurées cliniquement, à l'aide de divers instruments. Autefage (1), en plaçant l'une des branches d'un compas approprié (pelvimètre de Baudelocque modifié par Depaul) sur le fond de l'utérus à travers la paroi abdominale, et en appliquant l'autre sur le museau de

(1) Autefage, *Étude clinique sur le retrait de l'utérus après l'accouchement.* Thèse de Paris, 1879.

tanche, a pu constater que dans les 10 à 12 premiers jours de couches, l'utérus diminue chaque jour de volume à peu près régulièrement jusqu'à ce qu'il soit rentré dans l'excavation pelvienne. La diminution quotidienne de longueur ainsi que de largeur, pendant les 12 premiers jours de couches, est en moyenne de 1 centimètre avec des oscillations de un demi à 1 centimètre et demi. Mais à côté de ces mensurations cliniques approximatives, nous possédons déjà des chiffres plus précis, pris sur des pièces anatomiques provenant de sujets congelés. Voici quelques mensurations de la hauteur totale de l'utérus, depuis l'orifice externe du col reformé au fond externe du corps utérin :

Jours	Hauteur totale
3ᵉ (72 heures après). .	13 cm. 8 (Hauteur du corps propr. dit = 117 mm.) [Varnier (1)].
5ᵉ jour	11 cm. » [Barbour (2)].
9ᵉ —	7 cm. » [Varnier (3)].
20ᵉ —	7 cm. 3 (C. Daniel) (Éclampsie. Autopsie 24 heures après la mort).
25ᵉ —	8 cm. 3 [Varnier (4)].
46ᵉ —	7 cm. 5 [Varnier (5)].

Malheureusement, il nous manque une série complète de coupes sur des sujets congelés recueillie pen-

(1) VARNIER, *Obstétrique journalière*, Paris, fig. 317, p. 286.
(2) In VARNIER, fig. 316, p. 285.
(3) VARNIER, p. 290.
(4) *Ibid.*, fig. 324, p. 292.
(5) *Ibid.*, fig. 325, p. 292.

dant les premières semaines des suites de couches.

b) *Profondeur* (1). — Sinclair, Charpentier, Milson, Ganzinotti, en étudiant la profondeur de la cavité utérine à l'aide de l'hystéromètre, ont obtenu des résultats variables. Les deux premiers auteurs ont constaté que chez la moitié des accouchées, la longueur de la cavité utérine mesure environ 9 centimètres, du 14e au 17e jour. Puis cette profondeur diminue progressivement pour atteindre vers le 3e mois de 6 à 6 centimètres et demi de profondeur utérine à l'état de vacuité. Hansen a repris cette étude, en faisant un nombre considérable de mensurations de la longueur de la cavité utérine (de l'orifice externe au fond) jusqu'à la 12e semaine des suites de couches. Voici ses résultats :

Longueur en centimètres	Jours après l'accouchement	Nombre des mensurations
15 cm. »	Aussitôt après l'accouchement	
10 cm. 6	10e jour	174
9 cm. 8	15e —	119
8 cm. 8	2e —	95
8 cm. »	4e semaine	80
cm. 4	5e —	64
7 cm. 1	6e —	56
6 cm. 8	7e —	40
6 cm. 7	8e —	31
6 cm. 5	10e —	22
6 cm. 2	12e —	15

(1) Sinclair, *American gynecological transactions of Boston*, 1880. — Richardson, Measurements of the uterine cavity in childbed. *Transactions of the Amer. Gyn. Society*, t. VII, 1882, 1883, p. 331, et *ibid.*, t. XV, Philadelphia, 1890, 304-322.

c) *Largeur.* — Quant aux dimensions transversales, elles varient en général parallèlement aux dimensions verticales (Wieland, Serdukoff, Autefage). Sitôt après l'accouchement, l'utérus mesure environ 10 centimètres de largeur, au niveau de l'orifice des trompes. Il descend ensuite peu à peu pour revenir à 4 centimètres de largeur normale. D'après une pièce de Varnier (figure 313), une demi-heure après l'accouchement à terme, la largeur maxima de l'utérus entre les insertions des trompes était de 128 millimètres. Dans une autre pièce (fig. 314) provenant d'une femme morte le 3e jour, la largeur maxima était de 102 millimètres. Voici dans ce tableau les chiffres provenant des mensurations d'Autefage :

Jours	Hauteur moyenne	Largeur moyenne
1er (6 à 12 heures après la délivrance)	15 cm. » à 16 cm.5	12 cm.5
2e	15 cm. »	12 cm. » à 12 cm.5
3e	14 cm. » à 14 cm.5	11 cm. » à 11 cm.5
4e	13 cm.5	10 cm. » à 10 cm.5
5e	12 cm.5 à 13 cm. »	9 cm.5
6e	11 cm.5 à 12 cm. »	8 cm. 5 à 9 cm. »
7e	11 cm. 5	8 cm. » à 8 cm. 5
8e	10 cm.5	7 cm.5 à 8 cm. »
9e	9 cm. » à 9 cm.5	6 cm.5 à 7 cm. »
10e	8 cm. » à 8 cm.5	
11e	7 cm. » à 7 cm5	

d) *Épaisseur.* — Hecker et Buhl (1) ont fait des recherches sur l'épaisseur des parois utérines chez

(1) Hecker et Buhl, *Klinik des Geburtskunde*, 1861, p. 85.

48 femmes, et ont obtenu des résultats variables ne permettant pas de tirer quelques conclusions. D'après Varnier, l'épaisseur des parois utérines atteint pendant les jours des couches :

Après la délivrance	. . . .	3 cm. 5 à 4 cm.5
68 heures après (Varnier, fig. 317).	Épaisseur maxima de la paroi postérieure du corps	5 cm. »
	Épaisseur maxima de la paroi antérieure du corps	4 cm. 3
	Épaisseur maxima du fond. . .	2 cm. 5
72 heures après (Varnier, fig. 318).	Épaisseur maxima de la paroi postérieure (aire placentaire) .	3 cm. 3
	Épaisseur maxima de la paroi antérieure.	3 cm. 6
	Épaisseur maxima du fond. . .	2 cm. »

On peut admettre que l'épaisseur moyenne vers le 2e jour varie de 2 centimètres et demi à 3 centimètres. Vers le 15e jour, elle est d'environ 2 centimètres. Puis cette épaisseur diminue progressivement pour atteindre 1 cm. 5 à la fin des suites de couches.

12° CONFIGURATION INTÉRIEURE. — La surface intérieure de l'utérus, examinée quelques heures après la délivrance, apparaît sous des aspects différents au niveau du corps et du col (1). La ligne de séparation

(1) BRAXTON HICKS, On the conditions of the inner surfacte of the uterus. *British Medical Journal*, 1885, p. 696 ; 1886, p. 165, et *Annales de gynécologie*, 1885, t. II, p. 316. — COLIN, *Étude à l'œil nu sur la surface interne de l'utérus après l'accouchement.* Thèse de Paris, 1847. — DUNCAN, On the intern surface of the human uterus after delivery. *British and Foreign. med. chir. Review*, 1853, p. 506.

anatomique de ces deux surfaces est représentée par l'orifice interne du col. Au niveau du corps, la surface intérieure est recouverte de petits caillots lamellaires plus ou moins adhérents. Après l'avoir débarrassée par le lavage des caillots sanguins, on reconnaît que cette surface est recouverte par une membrane rougeâtre, déchiquetée et inégale, pulpeuse, saignante, qui s'étend sur la totalité du corps utérin, c'est *la caduque utérine*. Elle s'arrête à la partie inférieure de l'utérus, à 5 ou 6 centimètres au-dessus de l'orifice externe du col, presque brusquement, par un bord saillant et déchiqueté, établissant une limite nette. Au delà de cette limite, marquée par l'orifice interne du col, commence une autre cavité, la cavité cervicale de l'utérus. La surface de la cavité cervicale est tapissée par une membrane violacée et ecchymosée, épaisse et résistante, unie et irrégulièrement ridée ne présentant aucune perte de substance, c'est *la muqueuse cervicale*, non caduque, peu modifiée par la grossesse. Je reviendrai, à propos de la structure de l'utérus, sur les modifications histologiques de la caduque et de la muqueuse cervicale pendant le post-partum.

Si l'on pratique un examen plus attentif de la surface interne du corps utérin sous l'eau, on peut distinguer deux zones d'aspect différent : l'une limitée, présentant les traces de l'insertion du placenta (surface placentaire), l'autre très étendue, répondant à l'adhérence des membranes ovulaires (surface membraneuse). *La surface placentaire* (plaie placentaire) représentant l'ancienne aire placentaire, située habituellement vers le fond, sur les parois postérieure et antérieure, forme une plaque arrondie, de la largeur d'une paume de main (5-6 cm.), saillante de 5-6 millimètres au-dessus des parties avoisinantes. De coloration rouge foncé, très infiltrée de sang, vallonnée et anfractueuse; plus irrégulière que le reste, cette surface est criblée de grosses ouvertures vasculaires et recouverte de caillots sanguins. Cet aspect spécial est produit par la sérotine (caduque interutéro-placentaire) envoyant des prolongements dans les espaces intercotylédonnaires ; après la séparation du placenta et lorsque la zone placentaire se rétracte, elle devient saillante et constitue une série de saillies et de dépressions recouvertes par un reste de sérotine de 1 à un millimètre et demi d'épaisseur. Pendant les jours suivants, la rétraction de l'utérus modifie graduellement les caractères de la surface placentaire. De circulaire, elle devient irrégulièrement ovalaire, avec un grand diamètre dirigé dans le sens de la longueur de l'utérus et un petit diamètre transversal. Les dimensions se rétrécissent progressivement en même temps que son épaisseur s'accroît pour atteindre de 15 à 18 millimètres. Puis son centre se ramollit progressivement, ses tissus s'éliminent, ses bords saillants, irréguliers se continuent avec la muqueuse qui tapisse le reste de l'utérus.

La *surface membraneuse*, représentant l'ancienne aire membraneuse, comprend tout ce qui laisse libre la surface placentaire et s'étend jusqu'à l'orifice interne du col. D'une coloration moins foncée, plus unie et plus régulière que la précédente, cette surface est recouverte d'une membrane réticulée, de la surface de laquelle se détachent de petits lambeaux filamenteux sous l'eau.

Pendant les jours de couches, la surface intérieure du corps utérin se modifie progressivement sous l'influence de toute une série de phénomènes mécaniques (rétraction de l'utérus) et histologiques (dégénérescence et élimination des éléments de la muqueuse restée adhérente ; régénération et formation d'une muqueuse nouvelle). La partie la plus superficielle de la caduque et les lambeaux qui y sont adhérents et flottent librement dégénèrent, se détachent et tombent dans la cavité utérine d'où ils sont expulsés avec les lochies. Il en résulte que la surface intérieure du corps de l'utérus, irrégulière d'abord, se nivelle graduellement, devient de plus en plus lisse et unie, et diminue peu à peu sous l'influence de la rétraction utérine. Vers la troisième semaine (Léopold) la surface interne de l'utérus est recouverte, par place, de muqueuse vraie. Enfin, de la quatrième à la cinquième semaine, le revêtement muqueux est complet.

Il faut ajouter que les notions que je viens de rappeler sont pour la plupart des constatations cadavériques. Il faut espérer qu'avec les progrès des *méthodes hystéroscopiques* (Cogrel, Proutière, Clado, David, Robert-Jacques, etc.), lorsque la technique sera bien perfectionnée, nous aurons peut-être de nouvelles et intéressantes contributions à l'étude de l'intérieur de l'utérus dès les premières heures des suites de couches.

13° CAVITÉ. — Après l'expulsion de l'œuf la cavité utérine devient virtuelle. Cette cavité, laquelle quelques jours avant l'accouchement pouvait tenir 4 à 5 litres, disparaît, par l'adossement exact, par « l'engrènement » des deux parois antérieure et postérieure cruentées, et ne laisse plus trace. C'est cet adossement des parois qui réalise, dit Varnier, « une sorte de compression mutuelle ayant pour but d'assurer l'hémostase ». Vue sur des coupes sagittales de sujets congelés, la cavité utérine apparaît sous forme d'une fente à contours irréguliers. Pendant les deux, trois premiers jours des couches, le segment inférieur ne forme sur la coupe qu'une fente perpendiculaire à la direction du canal cervical qui est en bas, et communiquant en haut vers son milieu avec la cavité utérine (1).

Il résulte de ce qui précède que *la capacité* de l'utérus qui, pendant la grossesse normale à terme, pouvait atteindre de grandes proportions, diminue progressivement avec l'involution utérine pour se rapprocher de son état normal (3-4 cmc.). Mais la cavité utérine d'une femme ayant accouché est un peu plus grande qu'à l'état virginal, elle dépasse toujours la capacité d'une nullipare.

14° COL UTÉRIN. — Comme il a été dit précédemment

(1) Voyez DEMELIN, *Documents pour servir à l'histoire anatomique et clinique du segment inférieur de l'utérus pendant la grossesse, l'accouchement et les suites de couches.* Thèse, Paris, 1887-1888.

après l'expulsion du fœtus et du placenta, l'utérus se rétracte, le corps revient sur lui-même et le col se reforme en partie (1).

a) *Reconstitution du col.* — Immédiatement après l'accouchement le col, complètement déformé, forme un canal court, inégal, à parois molles et flasques, largement ouvert, permettant le passage de la main entière. Aplati d'avant et arrière, le col se confond en haut, sans ligne de démarcation, avec la cavité du corps. Il ne peut guère être différencié du reste de l'organe que grâce à la collerette déchiquetée située à 5 ou 6 centimètres de l'orifice externe, produite par la séparation brutale de la caduque utérine et de la muqueuse cervicale persistante. En bas, le col est limité par l'orifice externe dilaté et plissé. — Deux ou trois heures après l'accouchement le *canal cervical* (cavité cervicale) est déjà moins perméable. De là les difficultés quelquefois considérables que l'on rencontre, lorsque l'on est obligé d'aller extraire quelques heures après le placenta retenu dans l'intérieur de l'utérus. Au bout de vingt quatre à trente-six heures, le col s'est en général reformé : c'est d'abord l'orifice interne qui se resserre, puis le canal cervical se reconstitue, et enfin l'orifice externe revient sur lui-même. De sorte que, dans les trois ou quatre premiers jours qui suivent l'accouchement, le canal cervical offre la forme d'un entonnoir à base inférieure, et il permet d'arriver

(1) IMBERT, *le Col et le Segment inférieur à la fin de la grossesse.* Thèse, Paris, 1886-1887.

sur l'orifice interne qui à peine entr'ouvert offre une résistance considérable au doigt qui veut le franchir. — Vers le septième jour, il a déjà pris une forme cylindro-conique à sommet supérieur, et offre un orifice externe largement ouvert et un orifice interne déjà distinct, laissant à peine passer deux doigts. Les jours suivants, la cavité cervicale se rétracte graduellement, et à mesure qu'on s'éloigne de l'époque de l'accouchement les parois se rapprochent de plus en plus l'une de l'autre, surtout à la partie supérieure. Le canal cervical tend ainsi à reprendre sa forme ordinaire. Vers le quatorzième jour l'orifice externe est caractérisé à l'œil nu par son resserrement plus fort. Le vingt et unième jour le canal cervical est fermé ; l'orifice interne est encore plus resserré et plus net. Mais ce n'est que vers le trentième jour, que cette cavité est presque entièrement revenue à son état ordinaire. *A partir de la 6e semaine le col est complètement reformé.* Je rappellerai, cependant, que ce travail de reconstitution du col n'a rien d'absolu, qu'il y a de nombreuses variétés individuelles. Que chez les multipares le col revient en général moins rapidement sur lui-même, mais cependant, le 30e jour, il a généralement repris une assez grande consistance.

Quant aux deux *orifices du col*, c'est l'interne qui se referme le premier : très rapidement (une demi-heure à 1 heure après l'accouchement), de façon à n'être à partir du 3e jour que difficilement perméable au doigt. Vers le 10e jour cet orifice n'a plus que 1 centimètre environ de diamètre. Vers le 21e jour il est complètement fermé. Quant à l'orifice externe, il reste encore entr'ouvert jusqu'au 15e jour, permettant d'introduire l'index dans le tiers inférieur de la cavité cervicale. Le 21e jour, il est presque complètement fermé.

Si on examine *la paroi* de la cavité cervicale immédiatement après l'accouchement, on remarque qu'elle est le siège d'une congestion et d'une infiltration sanguine intense. La rétraction qui suit l'expulsion s'accompagne d'un froncement de la muqueuse, qui rend sa surface irrégulèirement ridée. Ce tassement détermine la formation de plis divers longitudinaux, obliques, circulaires, qui remplissent la cavité du col et donnent la sensation d'une surface tomenteuse où il est impossible de reconnaître exactement les plis palmés. Dès le 8e jour, avec la rétraction croissante du col, les plis de la muqueuse se sont rapprochés et imbriqués en forme de tuiles, rappelant déjà mieux les plis palmés. Au 12e jour, on observe de délicats plis sous forme de fines dentelures de 2 à 4 millimètres de haut. Vers le 15e jour, l'arbre de vie est presque complètement constitué. Vers le 30e jour, le col a, en général, repris sa consistance ordinaire.

b) *Dimensions.* — La hauteur totale du col après l'accouchement est, d'après Wieland, de 3 centimètres environ. Mais de nombreuses mensurations de Martin (1), Hecker (2), Lott (3), et les coupes plus récen-

(1) Martin, *Die Neigungen und Beugungen der Gebärmutter*, 1870, p. 47.

(2) Hecker et Buhl, *Klinik der Geburtskunde*, 1861-64, p. 86.

(3) Lott, *Verhalten des Cervix Uteri während des Wochenbettes*, 1872, p. 105.

tes de Varnier (1), C. Daniel, etc., ont montré que *pendant les premiers jours des couches le col est toujours plus long qu'à l'état normal.* D'après Lott, la longueur moyenne du col, c'est-à-dire du canal cervical depuis l'orifice externe jusqu'à l'orifice interne, est — immédiatement après l'accouchement à terme — de 7 centimètres en moyenne. Les jours suivants la diminution du col se fait parallèlement à celle du corps utérin. Le col se raccourcit progressivement de manière à avoir : vers le 7e jour 4 centimètres et demi de longueur ; et vers le 12e jour une longueur d'environ 3 centimètres (Lott). A partir du 12e jour, le col, presque revenu à sa longueur normale, ne diminuerait plus que d'une façon insignifiante, tandis que le corps de l'utérus, resté encore volumineux, continue à diminuer d'une façon très appréciable. Le 18e jour, la longueur du col est de 3 centimètres (C. Daniel, coupe sur sujet congelé. Femme morte d'appendicite). Le 25e jour après l'accouchement, la distance de l'orifice externe du col refermé à l'orifice interne est de : 28 millimètres (VARNIER, fig. 324, p. 292). Le 46e jour, la même distance serait de 20 millimètres (VARNIER, fig. 325, p. 292).

Ce n'est que deux mois environ après l'accouchement que le col est complètement revenu à son état normal.

c) ***Museau de tanche.*** — Examiné immédiatement après l'accouchement, le museau de tanche ecchy-

(1) VARNIER, *Obstétrique journalière*, Paris.

mosé, œdématié et largement béant, forme une sorte de bourrelet haut de 1 à 2 centimètres environ, qui pend dans le vagin. Ses parois offrent une *consistance* tellement molle qu'il est parfois difficile de distinguer les bords de l'orifice des parois vaginales. Mais, à mesure que s'effectue l'involution utérine, la consistance des parois se modifie sensiblement. Déjà vers le 4e jour elle est augmentée, mais inégale. Si l'on saisit, à ce moment, l'une des lèvres du col entre le pouce et l'index on reconnaît facilement qu'entre les deux muqueuses hypertrophiées qui recouvrent l'une la cavité du col, l'autre sa surface externe, on sent une paroi dense due à la rétraction du plan musculaire du col. Vers le 15e jour, le museau de tanche, dur près de l'insertion vaginale, est encore mou vers son extrémité libre. Cette mollesse persiste encore vers le 30e jour sur le pourtour de l'orifice externe.

L'épaisseur des parois du museau de tanche est variable. Minces à la partie inférieure, les parois du col augmentent d'épaisseur à mesure qu'on se rapproche de l'orifice interne. Ces parois sont en général plus minces chez les primipares que chez les multipares.

La forme du col, plus ou moins conique chez la nullipare, se développe après la puerpéralité à sa partie inférieure et offre une forme cylindrique.

L'orifice du col, plus ou moins irrégulier, plissé et aplati, immédiatement après l'accouchement, se resserre progressivement pendant les jours suivants avec le reste de la cavité cervicale. Vers le 15e jour, il est encore entr'ouvert et permet l'introduction de l'extrémité de l'index. Vers le 20e jour, il est encore plus resserré. A la 6e semaine, il est complètement fermé. Pendant quelque temps, dans les deux premières semaines après l'accouchement, le col reste encore volumineux avec un orifice externe, transversal, plus ou moins irrégulier, limité par deux lèvres antérieure et postérieure. Cet orifice, qui apparaît sous la forme d'une fente rougeâtre, est entouré, surtout chez les primipares, dans une étendue de quelques millimètres par un bourrelet rouge vif, granuleux, formant un véritable ectropion dû à l'éversion de la muqueuse intracervicale. Cet ectropion tend à disparaître à mesure que l'on s'éloigne du moment de l'accouchement, ne laissant plus après le retour de couches qu'un petit bourrelet qui finit par disparaître vers la fin du 2e mois.

Ce n'est qu'à partir du 3e mois que le col et son orifice externe ont repris leur forme définitive. On constate souvent, surtout chez les primipares, au niveau du museau de tanche, des déchirures pouvant se prolonger jusqu'à l'insertion du vagin, parfois même plus haut. Ces déchirures, uni- ou bilatérales, siègent le plus souvent au niveau des commissures (à gauche en général), plus rarement sur l'une des lèvres, antérieure ou postérieure. Leur cicatrisation dure en général de 20 à 25 jours. Elles peuvent se cicatriser sans se réunir et donner lieu à des déformations permanentes du col bien étudiées par Nieberding (1).

(1) NIEBERDING, *Ueber Ectropium und Risse am Halse der Schwangeren und puerperalen Gebärmutter*, Wurzburg, 1880.

II. — *Structure.*

Sur des coupes sagittales et transversales de l'utérus, pratiquées aux divers jours des suites de couches, on voit que le parenchyme utérin ainsi que sa muqueuse subissent des modifications macroscopiques parallèles à celles de l'organe considéré dans son ensemble (1). Toutes ces transformations progressives ont pour but de ramener plus ou moins rapidement le muscle et la muqueuse utérins à leur état pré-gravidique. Vers le 10ᵉ jour, on voit le parenchyme utérin, très développé, contenant des vaisseaux volumineux, thrombosés par endroits. La muqueuse, très épaisse, est séparée de la musculeuse par une limite très nette due à l'infiltration sanguine. Le derme, comme la musculeuse, contient de nombreux vaisseaux, dont les uns sont reconnaissables à leur volume considérable. On distingue également le relief et la pigmentation de l'aire placentaire dont l'involution se fait peu à peu. On remarque enfin une infiltration sanguine assez marquée du tissu conjonctif cervical, dont la coloration foncée tranche nettement sur le reste du tissu utérin. Cet état persiste plus ou moins longtemps, et ce n'est que vers la fin des suites de couches (6ᵉ semaine), que l'aspect de l'utérus est presque normal à la coupe. Mais à un examen plus attentif, on voit que le travail de régression est loin

(1) Consultez Burgio, Sulle alterazioni istologiche dell' utero nello involuzione puerperale, *Archivio di ost. e ginec.*, juin 1897, p. 317.

d'avoir atteint son terme, ainsi que va le confirmer l'étude histologique.

C'est grâce à cette étude microscopique que l'on peut saisir le mécanisme suivant lequel se fait la régression, c'est-à-dire les différents processus nécessaires à ramener les tissus utérins à leur état antérieur à la grossesse. Elle nous montrera, que parallèlement aux modifications macroscopiques que je viens d'étudier, l'utérus, son enveloppe péritonéale, le paramétrium et les vaisseaux subissent pendant les suites de couches des modifications histologiques importantes à connaître.

1° TUNIQUE SÉREUSE. — Le péritoine utérin, qui avait participé au travail d'hyperplasie générale des organes génitaux pendant la grossesse, s'atrophie après l'accouchement et reprend peu à peu sa structure ordinaire (1). Aussitôt après l'accouchement et dans les premiers jours qui suivent, le péritoine est plus épais que dans l'état de vacuité de l'utérus. Sur des utérus de 2 ou 3 jours, on voit bien, en certains points, notamment sur le fond de l'organe et dans le voisinage des annexes, une sorte de plissement de la séreuse qui n'a pas absolument suivi le retrait utérin. Plus tard, vers le 7e-8e jour, on ne constate plus ces plis; le péritoine s'est rétracté en quelque sorte et est venu s'accoler exactement sur la surface utérine. Un fait particulier, que j'ai pu constater sur deux utérus pro-

(1) ALFIERI, Di alcuna particularita di struttura dell' endotelio peritoneale rivestente l'utero puerperale. *Ann. di ostetr. e ginec.*, 1903, p. 17, n° 1.

venant de femmes mortes de ruptures utérines, c'est que le péritoine péri-utérin se peut décoller avec une facilité extrême, à tel point qu'on peut le desquamer complètement, en une seule pièce.

Par suite du retrait de l'utérus après l'accouchement, les cellules épithéliales subissent un changement de forme. Au voisinage des plis dessinés par le péritoine sur l'utérus, les cellules endothéliales s'épaississent, au point de devenir cubiques au sommet du pli, puis cylindriques dans le fond. A ce changement de forme du revêtement épithélial du péritoine utérin, succède la phase d'atrophie qui va ramener la séreuse à son état normal.

2° TUNIQUE MUSCULEUSE. MÉCANISME DE LA RÉGRESSION UTÉRINE. — Le processus de régression atteint l'élément musculaire proprenent dit : *les fibres-cellules*, et l'élément conjonctif interstitiel : *le tissu conjonctif intermusculaire*.

C'est le tissu musculaire, c'est-à-dire *les fibres musculaires*, éléments prépondérants de l'utérus, qui jouent le rôle dans le travail régressif. Les histologistes ne sont pas tous d'accord sur le mode d'accroissement de l'utérus au cours de la grossesse, sur son retrait pendant les suites de couches. On admet en général, avec Kölliker et avec la plupart des histologistes contemporains, que le développement du muscle utérin *au cours de la grossesse* est dû à une néoformation des cellules musculaires et à une hypertrophie des fibres-cellules préexistantes à la conception (1). *Au*

(1) AMADÈS, L'iperplasia delle fibre muscolari lisce dell'utero gravido. *Gaz. med. di Torino*, 1894, XLV, suppl., I, 7.

cours de l'involution, il se produirait un travail de régression destiné à diminuer l'épaisseur de la musculeuse et à ramener les éléments musculaires à leur état ordinaire; une partie des fibres dégénèrent et disparaissent, la grande majorité des fibres persistent et subissent simplement une atrophie incomplète, un retour rapide à leurs dimensions primitives. Selon Kolliker, il n'est pas possible de distinguer quels sont les éléments — anciens ou nouveaux — qui sont envahis par la dégénérescence.

D'après Matthews Duncan, Rolleston, Jenks, *la dégénérescence n'atteindrait que les fibres musculaires anciennes*, ne laissant plus rien de la vieille musculature utérine ; les fibres nouvelles seules persisteraient.

Selon Kilian, Heschl, de l'utérus qui existait pendant la grossesse pas une seule fibre ne survit. Il y aurait pendant les suites de couches dégénérescence graisseuse et *atrophie complète de la totalité des fibres musculaires* (*anciennes et nouvelles*). Il se produirait en même temps une néoformation de tissu jeune qui se substitue aux vieilles fibres mortes, et il se formerait ainsi d'après ces auteurs, à la fin de l'état puerpéral, un muscle utérin tout neuf. Donc : *régression et néoformation* se suivent.

Pour Robin, du muscle utérin qui existait avant la grossesse, toutes les fibres survivent. Le processus d'accroissement de l'utérus gravide consisterait en l'hypertrophie des fibres préexistantes sans néoformation. Quant au processus d'involution, il serait dû à *un simple retour des fibres hypertrophiées à leurs dimensions primitives*, par atrophie sans dégénérescence graisseuse. L'utérus, à la fin de l'état puerpéral, possède les mêmes fibres qu'avant la gravidité.

T.-A. Helme (d'Édimbourg) a repris en 1889 l'étude de la régression physiologique sur des utérus de lapines gravides de tous les âges, et après le part (du 1er au 36e jour) ; il est arrivé à des conclusions qui sont en complet accord avec celles de Robin. L'utérus qui vient d'expulser son contenu au terme de la grossesse est composé de fibres-cellules, qui toutes se sont hypertrophiées pendant la gestation et qui toutes vont subir, pendant les suites de couches, une même diminution de volume.

Mécanisme intime de la régression des fibres. — Quant au mécanisme intime de la régression des éléments musculaires, les avis des histologistes sont également partagés.

Meola (1885) explique la régression des fibres musculaires par un travail de cirrhose : le tissu conjonctif intermusculaire serait, dans les premiers jours des suites de couches, le siège d'une prolifération rapide entraînant bientôt l'étouffement et *l'atrophie granuleuse* des fibres musculaires.

Mayor (1888) voit les fibres-cellules revenir à l'état normal par *dégénérescence graisseuse* : les fibres musculaires se remplissent de fines granulations graisseuses ; bientôt celles-ci s'échappent et s'emmagasinent quelque temps dans les cellules du tissu conjonctif d'où elles rentrent graduellement dans la circulation. Il y a par conséquent une régression de chaque fibre-cellule qui aboutit à l'atrophie de l'élément musculaire. Pour Kölliker, Luscha, Sänger, les gouttelettes graisseuses déposées passagèrement dans les cellules disparaissent par un mécanisme quelconque (oxydation, dissolution, transformation), mais que le protoplasma et le noyau des fibres-cellules restent conservés en état de régression. Il s'agit donc, d'après ces auteurs, d'une marche paratrophique, d'une absorption d'une partie du protoplasma, d'un dépôt passager de graisse qui accompagnent la régression, mais les éléments restent conservés quant au nombre et à l'architecture.

D'après Heschl, le dépôt des gouttelettes graisseuses commence du 4e au 6e jour, jamais après le 8e jour.

Voici, d'après Sänger, les mensurations faites sur les fibres musculaires de l'utérus en voie de régression, à différents moments des suites de couches :

Longueur	Épaisseur des fibres
—	—
208,7	10,6 pour utérus gravide
158,3	10,2 premières heures après l'accouchement
117,4	10,5 4e jour après l'accouchement
82,7	8 8e jour après l'accouchement
32,7	6,1 début de la 3e semaine
24,3	6 fin de la 5e semaine
34,1	5,1 utérus normal.

On voit, d'après ce tableau, que les fibres musculaires lisses, environ six fois plus longues et le double d'épaisseur à la fin de la grossesse que dans l'utérus normal, subissent dans les suites de couches une diminution constante, surtout en longueur.

Helme (1889) y voit le résultat d'une sorte de *peptonisation du protoplasma cellulaire* dont l'excédent, désormais inutile, se transformerait en une substance plus soluble qui se perdrait dans la lymphe avoisinante. Il faut rapprocher de cette hypothèse certains faits constatés par Fischel : « la peptonurie serait, d'après cet auteur, un phénomène constant au cours des suites de couches, et l'on rencontrerait souvent la présence de la peptone dans les lochies et dans le muscle utérin ».

Quoi qu'il en soit, examinée sur des coupes, aux différents jours des suites de couches, la musculature utérine ne reprend sa texture définitive que vers la fin du 2e mois. Sur trois coupes de muscle utérin (VARNIER, *Obst. Journ.*, pp. 296 et 297), vues au même grossissement (60 diamètres), on voit que vingt-quatre heures après l'accouchement (fig. 329), les faisceaux musculaires, circulaires sur la coupe, encore volumineux, sont nettement séparés les uns des autres par une épaisse charpente conjonctive ; les fibres-cellules qui constituent ces faisceaux sont considérablement hypertrophiés et apparaissent sur la coupe sous l'aspect de points noirs séparés par un piqueté blanc que forme la charpente conjonctive intra-fasciculaire. Sur une autre coupe, faite sur une portion d'utérus vingt-cinq jours après l'accouchement (fig. 230), on voit que les faisceaux musculaires, déjà en régression manifeste, sont séparés par un tissu conjonctif moins abondant, et que les fibres musculaires sont très diminuées. A l'examen d'une troisième coupe, faite sur une portion d'utérus, 46 jours après l'accouchement (fig. 331), les faisceaux musculaires, circulaires, étaient considérablement diminués de volume ; les fibres, très réduites, n'y sont plus distinctes. Quant à la charpente conjonctive interfasciculaire, elle est considérablement réduite ; l'intra-fasciculaire n'est pas visible.

3° Tissu conjonctif interstitiel. — Pendant la grossesse, à mesure que se développent des fibres musculaires, on voit la charpente conjonctive croître proportionnellement. Puis, lorsque pendant les suites de couches l'accroissement des fibres cesse et la musculeuse revient à ses dimensions primitives, le tissu conjonctif — devenu sans emploi, — subit une régression graduelle. Les éléments conjonctifs, en excès, subissent une transformation granuleuse, se fondent en masses claires où l'on ne retrouve plus que des corpuscules et des noyaux, des granulations, des leucocytes dégénérés. Et, pendant que s'opèrent la régression du tissu conjonctif et la destruction des éléments conjonctifs superflus, on voit apparaître — au moins pendant les premiers jours des suites de couches — divers processus destinés à absorber et à résorber les éléments anatomiques devenus inutiles. On voit les grandes cellules migratrices du tissu conjonctif (phagocytes) se masser autour des capillaires thrombosés, se gorger peu à peu de granulations jaunes provenant des globules sanguins en voie de désintégration et résorber ce pigment. A côté de ces grandes cellules épithélioïdes, Helme a signalé la présence de masses plasmodiales, multinucléées, sortes de colonies de phagocytes, qui se répandent dans le parenchyme utérin et dont la principale fonction serait de ramasser et d'entraîner dans la circulation « le vaste matériel de démolition qui les entoure », c'est-à-dire d'une part les granulations provenant de la régression du tissu conjonctif, d'autre part les éléments solubles des fibres musculaires en voie d'atrophie. Ces masses, après s'être chargées de granulations, disparaissent de l'utérus, vers le 6e jour, pour rentrer dans la circulation générale, soit telles quelles, soit après s'être disloquées en leurs éléments cellulaires formateurs (Varnier).

Mais pendant que l'élément conjonctif proprement dit subit, comme l'élément musculaire, une régression graduelle, une autre partie de ce tissu, *la charpente élastique de l'utérus, persiste* sans s'atrophier. Il ressort des importantes recherches de Woltke (1),

(1) Woltke, Beiträge zur Kenntniss des elastischen Gewebes in der Gebärmutter und im Eierstock. *Ziegler's Beiträge zur pathol. Anat.*, XXVII, p. 575.

Pick (1) et plus récemment de Hugo Szasg (2) sur le tissu élastique de l'utérus en dehors et pendant la puerpéralité (3), que *dans les premiers mois de la grossesse les fibres élastiques subissent une hypertrophie parallèle à celle des fibres musculaires.* Au contraire, dans les derniers mois, la néoformation ayant cessé de se produire, et la paroi se laissant simplement distendre par l'augmentation de volume de l'œuf, on trouve une proportion moindre d'éléments élastiques (Woltke, H. Szasz).

Après la délivrance, se produit l'involution utérine. Les éléments musculaires et conjonctifs subissent une atrophie considérable et rapide, *tandis que les fibres élastiques, qui présentent au point de vue histo-chimique la résistance la plus grande, ne prennent pas part à ce processus.* Lorsque l'involution est terminée, les fibres

(1) Pick, Ueber das elastische Gewebe in der normalen und pathologisch veränderten Gebärmutter. *Volkmann's Sammlung klinischer Vorträge*, octobre 1900, n° 283.

(2) Hugo Szasz-Schwarz, Recherches sur les altérations séniles des vaisseaux sanguins et sur le tissu élastique de l'utérus. *Revue de gynécologie et de chirurgie abdominale*, Paris, 1903, juillet-août, n° 4, p. 593.

(3) Consultez : Acconci, Contributo allo studio dell' anatomia e fisiologia dell' utero gestante. *Giornale della regia Academia di medicina*, Torino, 1890. — Duhrssen, Beitrag zur Anatomie, Physiologie und Pathologie der Portio vaginalis Uteri. *Archiv für Gynækologie*, 1891, Bd. XLI. -- Melnikow-Raswedenkow, Histologische Untersuchungen über das elastiche Gewebe in normalen und pathologisch veränderten Organen. *Ziegler's Beiträge*, Bd. XXVI. — Dittel, Ueber die elastischen Fasern der Gebärmutter. *Weiner klinische Rundschau*, 1896, n°s 26 et 27.

élastiques persistent, modifiées dans leur forme et dans leur structure, au sein des autres éléments revenus à la normale. En effet, sur des coupes d'un utérus de vierge, colorées par la méthode de Unna-Taenzer ou par celle de Weigert, les fibres élastiques, très minces, ne sont visibles qu'à un grossissement assez fort. Au contraire, dans les utérus de multipares, ces fibres sont très épaisses et formées par de véritables travées. L'élément élastique a ici un aspect très spécial par sa disposition topographique, par ses caractères morphologiques. L'augmentation des fibres élastiques domine surtout dans l'épaisseur de la paroi musculaire. La couche superficielle sous-péritonéale est épaissie ; elle est parfois double et formée de fibres longitudinales et annulaires diversement entre-croisées. De cette couche partent des cloisons radiaires qui divisent les faisceaux musculaires et présentent la même disposition que dans les utérus de vierges, à cette différence près qu'elles sont plus épaisses et que les fibres sont pourvues quelquefois de nodosités. Mais les modifications architecturales les plus importantes s'observent dans la couche moyenne, « le stratum vasculosum » où cheminent la plupart des gros vaisseaux. Là, ces fibres, dont beaucoup sont fragmentées, s'entrelacent et forment des amas si volumineux qu'ils sont visibles à l'œil nu sur les coupes colorées (H. Szasz). Il résulte de cette augmentation de l'élément élastique que les faisceaux musculaires sont engainés par ce réseau de fibres élastiques. « Le perimysium elasticum, si grêle sur des utérus de nullipares, marqué par de minces fibrilles sur les coupes longitudinales, par de simples points sur des coupes transversales, est très épaissi et peut être facilement distingué même à un faible grossissement. Ces fibres présentent souvent une épaisseur inégale, variable suivant le point considéré. Parfois elles perdent la structure fibrillaire et apparaissent constituées par des blocs amorphes de tissu élastique » (H. Szasz).

Ce que l'on doit déduire de ces recherches, c'est que « *dans un utérus qui a été soumis une fois à une grossesse et à l'involution puerpérale qui lui succède, il s'est produit une augmentation absolue de la quantité de fibres élastiques.* Cette augmentation est progressive et croît à chaque nouvelle grossesse ». Ces modifications profondes s'observent même après une seule grossesse. De sorte qu'*un utérus de primipare ne présente jamais une structure identique à un utérus de nullipare.* Le caractère le plus saillant que présentent les utérus des multipares est l'augmentation considérable des éléments élastiques, à tel point que finalement chez les grandes multipares la plus grande partie de la musculeuse se trouve remplacée par du tissu élastique. Les connaissances histologiques de la structure de l'utérus nous montrent donc que tant en quantité qu'en qualité il existe des différences profondes dans la charpente élastique de l'utérus, suivant qu'on l'étudie chez la vierge ou chez la femme ayant fait une grossesse. Cela est si vrai que, d'après Hugo Szasz, l'examen histologique de la paroi utérine à lui seul peut permettre d'affirmer qu'une femme a ou n'a pas accouché. Et ces modifications sont d'autant plus intenses que le nombre des grossesses a été plus considérable (1).

A la suite de ces modifications de l'utérus post-partum, de cette augmentation de la proportion du tissu élastique, il se produit un affaiblissement nécessaire du muscle utérin et une diminution considérable de son élasticité et de sa résistance. Ces constatations, ainsi que les modifications de l'élément vasculaire que j'étudierai plus loin, permettent de mieux comprendre le mécanisme de l'atonie utérine qui survient fréquemment chez les multipares pendant le travail et après l'accouchement. Elles expliquent peut-être aussi la prédisposition plus grande des multipares aux ruptures utérines. Mais nous attendons que des recherches nouvelles viennent nous montrer jusqu'à quel point les altérations histologiques de l'utérus post-partum sont susceptibles d'aggraver le pronostic de la grossesse et de l'accouchement.

(1) Quand on traite par le liquide de Weigert additionné d'acide chlorhydrique des coupes d'utérus de femmes vierges, on constate que les fibres musculaires et les faisceaux conjonctifs ne se décolorent jamais d'une façon complète. « Ces éléments conservent toujours une teinte violet pâle qui contraste avec la coloration vive des fibres élastiques. Au contraire, les coupes d'utérus de multipares se décolorent avec la plus grande facilité et les fibres élastiques seules se détachent sur un fond complètement incolore. En employant le langage histochimique, on pourrait dire que *le tissu musculaire et le tissu conjonctif des utérus de vierges sont plus « acidophiles », c'est-à-dire plus basiques que les tissus correspondant des utérus ayant subi l'involution puerpérale*. Les fibres élastiques, au contraire, restent acidophiles après l'accouchement. » (Hugo Szasz.)

Telles sont les modifications du tissu utérin au niveau du corps pendant les suites de couches. Quant au *col*, on admet aujourd'hui, avec la plupart des auteurs français, que cette partie de l'utérus ne prend aucune part au travail de rénovation et qu'elle reste après l'accouchement ce qu'elle était avant la grossesse (1).

Avec les histologistes allemands et anglais (Heschl, M. Duncan, Rolleston, Jenks), qui admettent la rénovation complète pendant le post-partum de tout le parenchyme utérin (corps et col), on est conduit à admettre — comme pour le corps utérin — une sorte de dégénérescence de tous les éléments musculaires du col et une régénération de ces mêmes éléments, puisqu'il est manifeste qu'un certain nombre des fibres musculaires du corps se continuent jusque dans la portion cervicale.

4° Tunique muqueuse. — A côté de la régression du muscle utérin — processus d'atrophie et de dégénérescence — il se produit pendant le post-partum, dans la cavité même de l'utérus, un autre phénomène, un travail de réparation, de restauration : *la réfection de la muqueuse utérine* (2).

(1) Consultez : Duhrssen, Beitrag zur Anatomie, Physiologie und Pathologie der Portio vaginalis Uteri. *Archiv für Gynækologie*, 1891, Bd. XLI. — Nagel, Die weiblischen Geschlechtorgane, *Bardleben's Handbuch der Anatomie des Menschen*, 1896.

(2) Wormser, La régénération de la muqueuse utérine après l'accouchement. *Arch. für Gynækologie*, 1903, Bd. LXIX, Hft. 3. — Robin, Mémoire pour servir à l'histoire anatomique de la muqueuse utérine. *Académie de médecine*, Paris, 1861, t. XXV, p. 81. — Kersnowki, *On the regeneration of the uterine epithelium in the post-partum periode*, Jurjeff, 1894. — Krönig, Beitrag z. anatomis-

On sait que, sous l'influence de la grossesse, la muqueuse utérine, devenue caduque, est complètement transformée. L'épithélium cylindrique qui revêt sa surface disparaît aussitôt que l'œuf se trouve greffé sur la paroi utérine. Les cellules du chorion augmentent à la fois de nombre et de volume, se disposent en des assises multiples, et forment les cellules de la caduque. Ces cellules ne sont pas uniformes, mais diffèrent d'aspect suivant qu'on les considère dans les couches superficielles ou dans les couches profondes : dans les couches superficielles elles sont arrondies et globuleuses (cellules rondes de Friedländer) ; dans les couches profondes, elles sont aplaties, fusiformes, terminées en pointe (cellules à aiguilles de Friedländer). Les glandes, enfin, perdent leur épithélium dans leur partie superficielle, néanmoins les canaux glandulaires s'ouvrent directement à la surface interne de la cavité utérine ; dans leur partie profonde, elles conservent ce revêtement. Les culs-de-sac glandulaires deviennent plus flexueux, s'élargissent, s'étalent dans le sens horizontal et forment à eux seuls la presque totalité de la couche profonde de la caduque.

On sait, depuis les travaux de *Colin*, *Friedländer*, de *Sinety*, *Langhans*, *Léopold*, qu'au moment de l'accouchement la caduque suit l'expulsion de l'œuf, mais jamais cette membrane ne tombe tout entière de façon à laisser la tunique musculeuse entièrement nue. Une portion seulement, sa portion superficielle, formée par la couche des cellules rondes et une partie des cellules à aiguilles, est expulsée au dehors avec les annexes du fœtus (Friedländer). L'autre portion, la portion profonde, — formée au dehors par une assise glandulaire, et en dedans par une couche de cellules déciduales (la plus grande partie des cellules à aiguilles), — reste adhérente à la tunique musculeuse. *C'est aux dépens de cette portion profonde (couche spongieuse de*

chen Verhalten des Schleimhaut der Cervix und des Uterus während der Schwangerschaft und in Frühwochenbett. *Arch. für Gyn.*, 1901, Bd. LXIII, 1 et 2, p. 26.

Friedländer), *que s'effectue après la délivrance le travail de reconstitution qui aboutira à la régénération de la muqueuse utérine.*

Comme je l'ai dit précédemment, examinée quelques heures après la délivrance — c'est-à-dire après la chute de la caduque — la face interne de l'utérus est tapissée au niveau du corps par une partie de la caduque (partie profonde, restée adhérente à la musculeuse) ; au niveau du col par l'ancienne muqueuse cervicale non modifiée par la grossesse. Nous étudierons séparément l'histologie du revêtement muqueux de l'utérus au niveau du corps et au niveau du col.

a) *Corps*. — Nous avons vu plus haut l'aspect macroscopique de la surface interne de la cavité du corps immédiatement après la délivrance. Si l'on gratte avec la lame d'un couteau, cette surface intérieure de l'utérus, en un point quelconque de l'ancienne aire membraneuse (là où les résidus de caduque présentent les caractères les plus nets), on y enlève une couche pseudomembraneuse, friable, gris rougeâtre, épaisse de 1 à 2 millimètres. C'est la partie profonde de la caduque pariétale. Au-dessous d'elle, on voit la musculature utérine, distincte par sa coloration plus claire, son apparence fibrillaire et sa consistance élastique.

La face libre de cette couche donne attache à de petits lambeaux de caduque ; sa face profonde, adhérente, irrégulièrement dentelée, pousse des pointes entre les fibres superficielles de la musculeuse rétractée. Cette membrane, qui presque partout recouvre la musculeuse, présente au microscope les éléments caractéristiques de la muqueuse utérine au cours de la grossesse. Dépourvu de tout revêtement épithélial, ce résidu de caduque est formé de cellules déciduales irriguées de capillaires déchirés et infiltrés de sang. Au milieu de ces cellules, on reconnaît les débris des septa interglandulaires. On constate, en outre, que cette couche est criblée de mailles allongées, à contours irréguliers, sur les parois desquels se voient surtout dans la profondeur — au voisinage de la musculeuse — des cellules épithéliales bien conservées, cubiques à très gros noyaux, disposées en groupes, formant parfois un revêtement continu. Ce sont là des espaces glandulaires avec leur revêtement épithélial, modifié par la grossesse. En somme, l'examen microscopique de cette membrane montre que la surface interne de l'utérus est tapissée, après la délivrance, *d'une couche muqueuse* dépourvue d'un revêtement épithélial protecteur, déchirée et ulcérée, formant une vaste plaie cruentée.

Voyons maintenant quelles sont les modifications macroscopiques et histologiques subies par les différents éléments de cette membrane pour aboutir au développement : *a*) d'un *épithélium de revêtement* — cylindrique cilié, comme auparavant, — *b*) d'un *chorion* et *c*) de nouveaux *tubes glandulaires*. — La partie la plus susceptible de la caduque adhérente, irrégulière — formée de lambeaux flottants — se désagrège par dégénérescence graisseuse des éléments cellulaires, se détache et tombe dans la cavité utérine, d'où elle est expulsée avec l'écoulement lochial pendant les huit à dix premiers jours, des suites de couches. L'examen microscopique de la muqueuse, vers le 9e ou 10e jour, permet de reconnaître çà et là, à la superficie, quelques vestiges sur lesquels on peut encore surprendre le mécanisme d'élimination des parties les plus saillantes. Il résulte de ce travail d'élimination que, dès le 10e jour, la muqueuse change d'aspect, elle est déjà plus régulière, plus unie, moins épaisse, n'ayant plus au maximum que de 1 à 2 millimètres. Vers le 21e jour, la muqueuse a une épaisseur de 1 millimètre environ, mais sa superficie reste encore granuleuse. Et ce n'est que de la 5e à la 6e semaine après l'accouchement, époque où elle aura atteint de 1 millimètre à 1 millimètre et demi d'épaisseur, que l'involution de la muqueuse sera parfaite. Mais, en même temps que s'éliminent les parties les plus superficielles, le reste de la muqueuse (glandes et tissu conjonctif interglandulaire) est le siège d'une activité formatrice intense. Le travail de reconstruction de la muqueuse est favorisé, en outre, par la rétraction de l'utérus qui, en diminuant progressivement la surface interne de cet organe, tasse les différents éléments histologiques de ce reste de caduque, et augmente en même temps leurs dimensions verticales aux dépens de leurs dimensions horizontales.

Voici la marche du processus formateur. *Les glandes* jouent le plus grand rôle dans la régénération de la nouvelle muqueuse; ces glandes — étalées primitivement dans le sens horizontal — se resserrent, s'allongent et se disposent perpendiculairement à la surface de la muqueuse. Elles viennent s'y ouvrir par des goulots plus rétrécis, donnant à la muqueuse « l'apparence d'un tamis largement ponctué » (Varnier). Leur épithélium, qui était aplati, devient cubique et ensuite cylindrique. Peu nombreuses, réparties naguère au fond des culs-de-sac glandulaires, les cellules épithéliales, gonflées, à gros noyaux, en voie de division, se multiplient, et prolifèrent dans la direction de la cavité utérine. Ces cellules envahissent ainsi les surfaces dépouillées des tubes glandulaires en voie de réparation, et arrivent jusqu'à leur ouverture encore béante. C'est grâce à ces transformations que, déjà au 10e jour, les anciens culs-de-sac glandulaires sont convertis en glandes nouvelles. Ces glandes — dont la rénovation est finie vers le 20e jour — vont maintenant former le *revêtement épithélial* de la muqueuse utérine régénérée. On voit, en effet, dès le 10e jour des suites de couches, les cellules glandulaires atteindre la surface interne — régularisée — de la cavité, et se répandre en forme d'îlots sur le pourtour des orifices glandulaires, mais sans former encore un revêtement continu. Vers le 21e jour, ce revêtement, sans être complet, est refait en grande partie. C'est seulement de la 4e à la 5e semaine que ce revêtement est complet : examinée à ce moment, la muqueuse — tapissée de son épithélium continu — est criblée à sa surface de petits points représentant les orifices des glandes. Pendant que les éléments épithéliaux (cellules glandulaires) prolifèrent activement pour former les nouvelles glandes et le revêtement épithélial de la muqueuse, *le tissu conjonctif interglandulaire* (cellules de la caduque) prolifère, de son côté, entre les espaces glandulaires, pour restaurer le chorion de la muqueuse. Ce tissu conjonctif, devenu plus abondant et dense, riche en globules sanguins, rétrécit et rapproche peu à peu les culs-de-sac glandulaires en les transformant finalement en glandes régulières. Il est, jusqu'au 20e jour, le siège d'une néoformation de cellules conjonctives, rondes en général, qui se tassent sous le revêtement épithélial, pour former le chorion muqueux. Mais ce tissu prend bientôt, à partir du 21e jour environ, l'aspect de tissu adulte avec des cellules petites, courtes, fusiformes. Enfin, dans ce tissu de nouvelle formation, il apparaît, vers la fin de la 3e semaine, entre les éléments cellulaires, des vaisseaux sanguins de nouvelle formation (Léopold), de calibre variable, particulièrement des capillaires. Vers la 6e semaine, on voit déjà le réseau capillaire sous-épithélial dont les mailles circonscrivent les orifices glandulaires, réseau qui joue un rôle si important dans la menstruation.

Voici, en résumé, la marche du travail de restauration de la muqueuse utérine :

Du 1er au 10e jour, élimination des parties superficielles. Le 10e jour, la muqueuse est en pleine rénovation : elle est plus régulière, plus unie, moins épaisse (1 à 2 mm.). Sa surface est encore granuleuse, possédant des vaisseaux incomplètement soutenus et protégés, d'où possibilité des écoulements sanguins pendant toute cette période de régénération. Le travail de rénovation consiste en : *a*) régénération complète des tubes *glandulaires*, *b*) régénération avancée du *chorion* et du tissu conjonctif interglandulaire, c) régénération commençante de l'*épithélium* de revêtement. Examinée le 21ᵉ jour — époque à laquelle les accouchées se lèvent — la muqueuse utérine n'est pas encore complètement restaurée. Le revêtement interne de l'utérus est représenté par une large surface granuleuse, encore molle et friable, épaisse de 1 millimètre environ, dont le *revêtement épithélial* est refait en grande partie. Le *chorion* prend l'aspect de tissu adulte, parcouru de nombreux capillaires sanguins. Les *tubes glandulaires* enfin, dont le revêtement est complètement réparé, parcourent la muqueuse perpendiculairement à la surface qui a repris finalement son aspect criblé. Et ce n'est que *vers la 6ᵉ semaine environ, que l'involution sera parfaite et que la cavité utérine se trouvera en possession d'une muqueuse vraie, semblable à celle qui tapissait sa paroi avant la conception.* Mais elle conservera encore pendant plusieurs mois, comme stigmates de la puerpéralité, une pigmentation caractéristique, surtout au niveau de l'ancienne aire placentaire.

Dans cette étude histologique de la réfection de la muqueuse pendant les suites de couches nous avons surtout étudié la muqueuse utérine au niveau de *l'aire membraneuse*. Au niveau de *l'aire placentaire* la cavité utérine est tapissée d'un reste de sérotine (caduque inter-utéro-placentaire) d'épaisseur variable (1/4 à 1 mm 1/2.), très infiltrée de sang, avec des espaces glandulaires très déchirés et privés d'épithélium, et de cloisons interglandulaires. Ce reste de caduque est criblé de gros vaisseaux sanguins et d'espaces lymphatiques où se voient moins nettement qu'ailleurs les culs-de-sac glandulaires avec leur réserve épithéliale. D'après la structure de ce résidu de caduque, on prévoit que le processus régénérateur au niveau de la zone placentaire sera d'une façon générale identique à celui de l'aire membraneuse, avec cette seule différence que le travail régénérateur est un peu plus lent. D'autre part, l'abondance des vaisseaux volumineux et surtout la présence de cette couche ininterrompue de sinus veineux dans et sous la muqueuse inter-utéro-placentaire impriment au processus quelques particularités, dont *la transformation fibreuse des sinus est le principal signe caractéristique de l'aire placentaire*. L'étude histologique de ces thromboses veineuses sera faite plus loin avec les vaisseaux utérins. Et ce n'est qu'au bout de la dixième semaine que la muqueuse sera revenue à son état presque normal sur toute l'étendue de la surface intérieure de l'utérus, aussi bien au niveau de la zone membraneuse qu'au niveau de la zone placentaire.

b) *Col*. — Telle est l'histologie de la muqueuse au niveau du corps, il nous reste à rappeler sa structure au niveau du col utérin. La muqueuse cervicale reste presque intacte, sans subir une régénération physiologique. Elle offre quelques petites altérations : ses plis qui s'étaient nivelés pendant l'accouchement commencent déjà à se reformer. La rétraction du col qui suit l'expulsion rend à la muqueuse cervicale une épaisseur de 2 à 3 fois plus grande que pendant le travail. Son épaisseur maxima 72 heures après, au centre du canal cervical, mesure 4 millimètres. Elle diminue progressivement pour atteindre, le 46e jour : 2 millimètres. Sur une coupe, la 72e heure, on reconnaît les plis allongés et hypertrophiés. *L'épithélium de revêtement et glandulaire* (cylindrique) est presque partout intact ; hypertrophié pendant la grossesse, il revient peu à peu à son état initial. *Les glandes* sont dilatées et sécrètent un mucus un peu plus abondant. *Le chorion*, formé de courtes celulles fusiformes et de petites cellules rondes à gros noyaux, est infiltré de globules sanguins et lymphatiques. Le tout est supporté par une paroi en majeure partie conjonctive, criblée d'innombrables coupes de vaisseaux sanguins gorgés et infiltrée, elle aussi, d'épanchements sanguins. Dès la 2e semaine la muqueuse a repris son aspect presque normal. Vers la 6e semaine, les plis ont repris leur délicatesse ordinaire. Les glandes se devinent à peine à un faible grossissement; les vaisseaux du bloc conjonctif ont considérablement diminué de volume.

III. — *Vaisseaux et nerfs.*

Il reste enfin à rappeler les changements que les vaisseaux utérins (artères, veines, capillaires) subissent pendant les suites de couches. On sait que pendant la grossesse les vaisseaux — comme le reste du tissu utérin — sont atteints d'un véritable processus de croissance. Les systèmes artériel et veineux intra-utérins, considérablement hypertrophiés du fait de la grossesse, présentent — dans la portion des parois de l'utérus qui correspond au placenta — un développement beaucoup plus marqué que dans le reste de l'organe. A ce niveau les vaisseaux (artères et veines utéro-placentaires) sont volumineux et nombreux, puis ils diminuent en s'éloignant de la circonférence du placenta. La première modification de ces vaisseaux hypertrophiés, au cours de l'involution, consiste en leur compression par la musculature utérine. Ultérieurement, *la plupart de ces vaisseaux redeviennent perméables; d'autres, au contraire, restent comprimés, s'oblitèrent et disparaissent.* Mais ces processus varient selon que l'on considère les artères ou les veines.

1° ARTÈRES. — On sait, après les recherches de Williams reprises par Balin (1), qu'une partie des *grosses artères* qui traversent les couches externe et moyenne de la musculature utérine, tout en restant partiellement perméable, subit un léger degré de dégénérescence : la tunique moyenne disparaît seulement partiellement, et l'on observe « le remplacement des éléments musculaires devenus graisseux par des éléments musculaires plus petits ». L'autre partie des vaisseaux s'oblitère et dégénère. L'oblitération des vaisseaux dans les grosses artères est due à une véritable endartérite proliférante : prolifération des cellules endothéliales et des cellules conjonctives sous-endothéliales (cellules du tissu conjonctif de la tunique interne). Ce processus, qui exige plusieurs mois pour

(1) BALIN, Ueber das Verhalten der Blutgefässe in Uterus nach stattgehabter Geburt. *Archiv. für Gynæk.*, 1879, p. 157, t. XV.

sa terminaison, aboutit à la formation d'un bourgeon qui obstrue la lumière des vaisseaux. Ce bourgeon est peu à peu remplacé par un nouveau cordon fibreux absorbé à son tour. Tandis que la lumière du vaisseau s'oblitère, sa paroi dégénère. La dégénérescence des parois des vaisseaux oblitérés commence plus tard et marche beaucoup plus lentement que celle de la musculeuse utérine ; il y a d'abord dégénérescence graisseuse des fibres musculaires, puis disparition de la tunique moyenne.

Pendant que ces modifications se passent dans les grosses artères, *les artères moyennes*, dont la grossesse a hypertrophié la tunique musculaire, subissent une diminution graduelle des fibres-cellules semblable à celle qu'on observe dans les fibres du muscle utérin. Une partie de ces vaisseaux revient à l'état normal, une autre partie s'hypertrophie graduellement. Enfin, dans *les petites artères* — qui se trouvent dans la muqueuse et la couche interne de la musculeuse — le processus des modifications est analogue à celui des veines et des capillaires. Quant aux globules sanguins, restés dans ces vaisseaux, beaucoup se fondent en une masse granuleuse, tandis que les autres sont absorbés soit en bloc, soit en fragments par les cellules migratrices du tissu conjonctif interstitiel (Varnier).

Comme je l'ai dit plus haut, dans l'utérus post-partum une partie seulement des artères s'oblitère et disparaît. La plupart des vaisseaux restent au contraire perméables. Quelles sont *les modifications histologiques qui s'observent dans ces artères non oblitérées pendant le post-partum?* Ce qui caractérise plus spécialement la structure des vaisseaux de l'utérus après l'accouchement *c'est l'abondance excessive de tissu élastique.* Ces altérations ont été étudiées dans un important mémoire par Hugo Szasz (1). Elles n'intéressent pas la totalité des vaisseaux. Il en reste toujours un certain nombre qui conservent des caractères normaux, à cela près que la membrane limitante interne est un peu plus épaisse que le réseau élastique de la tunique moyenne et un peu plus distinct; qu'il existe enfin quelques fines fibrilles dans l'adventice. Mais graduellement, avec des grossesses nouvelles, le nombre des vaisseaux normaux se réduit de plus en plus. *Après chaque nouvel accouchement, un groupe de vaisseaux restés indemnes jusque-là se trouve intéressé par les processus d'hypertrophie de l'élément élastique.* En même temps, le tissu utérin lui-même se modifie, les fibres musculaires se trouvent peu à peu remplacées par des éléments conjonctifs et élastiques. Ces altérations singulières du tissu conjonctif des vaisseaux s'explique par le même mécanisme que celui que nous avons décrit lors de l'étude du tissu conjonctif utérin. « Pendant la période gravidique, les vaisseaux présentent une hypertrophie énorme. Lorsque, après l'accouchement, ces vaisseaux entrent en régression et reprennent

(1) Hugo Szasz-Schwartz, Recherches sur les altérations séniles des vaisseaux sanguins et sur le tissu élastique de l'utérus. *Revue de gynécologie et de chirurgie abdominale,* n° 4, juillet-août, Paris, 1903, p. 593.

leur calibre primitif, *leurs parois, principalement dans les artérioles, apparaissent constituées presque exclusivement par du tissu élastique* » (H. Szasz).

Quant aux caractères particuliers de cette dégénérescence élastique des vaisseaux, ils échappent à une règle générale. Voici la description qu'en donne Hugo Szasz. Quand on étudie, dit cet auteur, des utérus de vierges il est exceptionnel de rencontrer dans les vaisseaux de petit calibre une membrane élastique externe. On l'observe, au contraire, d'une façon courante, après l'accouchement, même sur les artérioles qui ne présentent par ailleurs aucun caractère normal. Cette membrane est toujours moins épaisse et moins ondulée que la limitante interne. La membrane élastique interne est toujours épaissie et l'on trouve très fréquemment, dans la partie externe de la tunique moyenne, un anneau élastique volumineux, dont l'épaisseur dépasse celle de la couche musculaire conservée. Dans les utérus de multipares, cet anneau de fibres élastiques envahit souvent les deux tiers externes de la musculeuse, si bien que l'intervalle qui le sépare de la membrane élastique n'est plus occupé que par une couche très mince de fibres musculaires. Les vaisseaux coupés obliquement ou parallèlement à leur axe apparaissent entourés d'une gaine élastique, épaisse et compacte. Au niveau des vaisseaux plus volumineux, le développement de cette gaine élastique est limité à un segment de la paroi. Elle n'environne guère plus de la moitié ou des deux tiers du pourtour de l'artère. — Dans le segment inférieur du corps utérin et dans le col, on observe fréquemment une diminution du calibre des artérioles, dont l'endothélium est demeuré intact. On rencontre souvent de petites artères complètement oblitérées, entourées d'un anneau de tissu élastique.

2° Veines. — La circulation veineuse post-partum est représentée au niveau de la musculeuse par les énormes sinus intermusculaires, et au niveau de la muqueuse par les veines et surtout par les volumineux vaisseaux de l'aire placentaire. Sur des coupes pratiquées à ce niveau on constate, à la périphérie, une couche plus ou moins épaisse (2 à 5 mm.) composée de fibrine, de cellules déciduales en dégénérescence graisseuse et de globules sanguins. Au-dessous apparaît un amas de vaisseaux volumineux de 1 à 4 millimètres de diamètre, gorgés de sang, très contournés, et tassés par la rétraction utérine, proéminents jusqu'à la surface et séparés les uns des autres par un ciment de caduque en dégénérescence. Ces gros vaisseaux sanguins sont le reliquat des artères et surtout des veines dilatées (sinus de l'aire placentaire) creusées dans la sérotine, restées là après le décollement du placenta, avec la portion adhérente de la caduque inter-utéro-placentaire.

Un phénomène général qui se produit dans tout le système vasculaire de l'utérus, à la suite de la rétraction utérine, c'est la compression des vaisseaux. Ultérieurement une partie des vaisseaux comprimés redevient perméable, mais la plus grande partie s'oblitère et disparaît. L'oblitération des veines diffère au niveau de la zone utérine correspondante à l'aire placentaire, et au niveau du reste de la paroi utérine. Dans les énormes sinus intermusculaires situés en dehors de la zone placentaire, lorsqu'ils restent comprimés, sans emploi, les cellules endothéliales prennent un aspect hyalin et granuleux, diminuent de volume et disparaissent, tandis que çà et là on assiste à la prolifération des éléments de la tunique propre, aboutissant à l'oblitération du vaisseau. Tout autre est le processus oblitérant au niveau de l'aire placentaire. On sait qu'à la fin de la grossesse, à partir du 8e mois (Friedländer) un certain nombre de veines du placenta maternel ont subi des thromboses plus ou moins étendues à la suite de l'invasion de cellules géantes. Après l'accouchement, par suite de conditions spéciales, le phénomène s'étend à tous les vaisseaux de la muqueuse inter-utéro-placentaire, et jusqu'à ceux de la tunique musculaire (sinus intermusculaires). En effet, par suite de la rétraction utérine et par conséquent de la compression de leurs voies d'apport et de départ, les gros sinus de l'aire placentaire se trouvent en quelque sorte retranchés de la circulation. Il en résulte dès le 1er jour des suites de couches une stagnation de sang et finalement des coagulations sanguines (thromboses) qui vont aboutir, du 8e au 10e jour environ, à l'oblitération des vaisseaux. De là les saillies qui se forment à la surface placentaire et qui sont dues à la présence des caillots qui oblitèrent les vaisseaux, caillots visibles à l'œil nu à la surface de la sérotine. Il suffit, pour s'en convaincre, d'examiner des coupes congelées aux différents jours des suites de couches. On voit alors la musculeuse utérine, criblée d'énormes sinus, dont la plupart perméables surtout au niveau de la paroi correspondant à l'aire membraneuse. La muqueuse, au niveau de l'aire membraneuse, ne présente que des vaisseaux insignifiants, plus ou moins comprimés. Mais c'est surtout au niveau de l'aire placentaire qu'on observe une couche ininterrompue de sinus superficiels fraîchement thrombosés, situés entre la musculeuse et la caduque, et occupant une grande étendue de la surface utérine correspondante.

C'est là le premier stade du processus régressif des veines, qui peu à peu les fera disparaître. Tandis que la paroi interne se recouvre d'un léger dépôt de fibrine à mailles réticulées, le centre est rempli de sang frais; puis peu à peu la couche de fibrine augmente, le sang fluide contenu au centre devient de plus en plus rare et finalement le caillot est exclusivement fibrineux. A un stade plus avancé, ce caillot récent va s'organiser. La paroi du vaisseau reste d'abord intacte; mais à mesure que le caillot devient fibrineux elle s'altère. A partir du 15e jour environ, la paroi de la veine s'épaissit; les cellules de la tunique interne prolifèrent et envoient à l'intérieur de la masse fibrineuse des traînées conjonctives formées par de petites cellules fusiformes à l'état embryonnaire. Ces cellules embryonnaires finissent bientôt par remplir la lumière du vaisseau, et remplacent définitivement le caillot primitif, qui se trouve ainsi organisé. A la fin de la 3e semaine, les vaisseaux apparaissent comme des nodules de substance gris clair, enchâssés dans l'aire placentaires, à contour ondulé, et formés de cellules fusiformes. Et pendant que les vaisseaux subissent la transformation fibreuse, on voit dans leurs intervalles le jeune tissu conjonctif proliférer activement et l'épithélium des glandes en réfection lancer ses expansions jusque sur la surface de l'aire placentaire. Les thrombus ainsi transformés vont être vascularisés : des néo-capillaires, situés dans le voisinage des veines, pénètrent dans l'intérieur des thrombus en suivant les bourgeons conjonctifs que nous avons décrits. Bientôt le caillot tout entier, et par suite le vaisseau, sera remplacé par une masse conjonctive. C'est grâce à l'organisation du caillot primitif, à sa vascularisation, et à sa transformation en tissu conjonctif que les veines vont disparaître. Ce travail d'oblitération et d'atrophie des veines commence vers la fin de la 1re semaine qui suit l'accouchement ; *au bout de six semaines, on ne trouve plus traces de veines anciennes*, mais ces thrombus en voie de transformation se voient encore nettement sous forme de taches claires à limite nette et ondulée (Varnier).

Si l'on étudie la structure histologique des veines utérines post-partum, on constate des modifications extrêmement importantes dans l'intérieur de leurs parois. Comme l'ont montré les excellentes coupes microscopiques de Hugo Szarz(1), les veines apparaissent encerclées par un réseau de fibres élastiques ondulées se dirigeant dans toutes les directions. De même que

(1) H. Szasz, *Revue de gynécologie et de chirurgie abdominale*, t. VII, nº 4, juillet-août 1903, p. 617.

dans les autres éléments de l'utérus, les fibres élastiques des parois veineuses sont considérablement épaissies. Elles forment une zone très dense qui, de même que dans les artères, occupe la partie externe de la musculeuse et de l'adventice. Toutes ces fibres élastiques sont volumineuses, gonflées, parfois fragmentées. Il est exceptionnel de rencontrer des fibres élastiques fines et grêles, et cela d'autant plus que le nombre des grossesses a été plus considérable. Si l'on traite des coupes par le liquide de Weigert après les avoir préalablement colorées par le carmin aluné, on peut facilement apercevoir à l'œil nu, et colorée en violet, la gaine élastique périveineuse (Hugo Szasz).

3° Capillaires. — Quant aux capillaires, une partie d'entre eux et même les vaisseaux un peu plus volumineux — se trouvant dans la muqueuse et la couche interne de la musculeuse — sont comprimés et sont atteints de dégénérescence graisseuse et de résorption, en même temps qu'une partie des fibres musculaires de l'utérus.

4° Lymphatiques. — Les lymphatiques utérins, considérablement augmentés de nombre et de volume pendant la gestation, reviennent peu à peu à leurs dimensions pré-gravidiques.

5° Nerfs. — Les nerfs de l'utérus gravide présentent un développement considérable pendant la grossesse (1). Pendant les suites de couches, ils subiront — comme le reste des éléments constitutifs de l'utérus

(1) Frankenhauser, *Die Nerven der Gebaermutter, und ihre Endigung in den Glatten Muskelpasern*, Iéna, 1867.

— un travail de régression graduelle. D'après H.-W. Freund, les cellules centrales de Frankenhäuser ne s'altèrent pas; par contre, dans les cellules ganglionnaires périphériques et dans les plexus nerveux apparaissent par endroits des noyaux graisseux, de simples dépôts de graisse passagère, sans aucune métamorphose graisseuse suivie d'atrophie des éléments nerveux.

IV. — *Annexes et ligaments de l'utérus*

Les ligaments larges, les ligaments ronds, les trompes et les ovaires participent au travail général d'atrophie des organes génitaux et reviennent progressivement à leur état anatomique et physiologique ordinaire. Les annexes utérines reprennent graduellement leur position respective sur les parois latérales du bassin. C'est ordinairement 6 à 7 semaines après l'accouchement qu'on voit ces organes reprendre leur fonction normale.

1° LIGAMENTS LARGES. — Les ligaments larges reprennent peu à peu leur *configuration* et leur *constitution* ordinaires. Ils changent de forme : les deux feuillets qui les constituent se rejoignent de nouveau, les ligaments diminuent de longueur et d'épaisseur, augmentent de largeur et reprennent leur direction presque oblique. Parallèlement à ces changements de forme et de direction, ils deviennent le siège d'un travail de régression portant sur tous les éléments qui entrent dans leur composition, et surtout sur les fibres musculaires, le tissu cellulaire et les vaisseaux.

2° LIGAMENTS RONDS. — Les ligaments ronds, augmentés de volume pendant la grossesse par l'hypertrophie de leurs fibres musculaires et de leurs vaisseaux, se rétractent progressivement. D'après une pièce anatomique de Varnier provenant d'une femme morte une demi-heure après l'accouchement à terme, il y avait une torsion de l'utérus de droite à gauche. Le ligament droit mesurait 99 millimètres et celui de gauche 81 millimètres. Moi-même j'ai eu l'occasion de constater, dans deux cas, au cours de laparotomies pour ruptures utérines, un léger degré de torsion de l'utérus, avec une longueur bien plus marquée du ligament rond du côté droit.

3° OVAIRES. — Les ovaires, malgré la suspension des fonctions ovulaires, sont presque doublés de volume (Jacquemier) à la fin de la grossesse (1). Pendant les suites de couches, avec la diminution de volume des ovaires, les follicules de Graaf se développent et reprennent leur fonction (ovulation) à partir de la 6e semaine (retour de couches).

Le corps jaune de la grossesse, qui décroît progressivement pour représenter à la fin de la grossesse le tiers environ de son volume initial, va s'effacer pendant les suites de couches. Pendant les premiers jours qui suivent l'accouchement, il forme à peine un petit

(1) CONSENTINO, Sulla questione dello sviluppo e della maturazione del folliculo di Graaf durante la gravidanza. *Archivio di ost. e gynec.*, 1897, n° 1, p. 1.

tubercule qui n'a pas moins de 7 à 8 millimètres de diamètre. Ce tubercule régresse ensuite rapidement, et au bout d'un mois il est réduit par un processus de métamorphose aiguë à l'état d'un petit noyau induré (Coste). Ce n'est que dans des cas exceptionnels que la marche décroissante du corps jaune se fait très lentement, ou le travail de résorption trop rapidement.

4° TROMPES. — Outre leur modification de situation, les trompes subissent pendant les suites de couches une modification de texture, destinée à les ramener à leur état ordinaire (1).

V. — *Vagin, vulve, périnée.*

1° VAGIN. — Immédiatement après l'accouchement, le vagin distendu et flasque présente à sa partie supérieure une sorte de dilatation ampullaire caractéristique d'une puerpéralité récente. Dès les premiers jours des couches, ce canal subit un véritable travail d'involution qui se fait progressivement de bas en haut, et qui dure ordinairement autant que la régression utérine et qui se fait beaucoup plus lentement et incomplètement. Il réduit ses différentes dimensions et devient plus court et plus étroit. Les colonnes du vagin et ses plis transversaux, effacés pendant la période d'expulsion, reparaissent peu à peu, sans cependant reprendre

(1) FIORÉ, Istologia delle trombe fallopiane durante la gestatione dell' utero. *Archivio ital. de ginec.*, avril 1902, p. 128.

leur développement antérieur à la grossesse. Le vagin reprend sa tonicité, tout en gardant un certain degré de laxité. Du 14 au 20e jour, le vagin présente encore une coloration plus ou moins foncée. Il est moins lisse, ses plis ne sont pas reformés complètement.

L'examen histologique des parois vaginales montre une atrophie progressive de la couche musculeuse, hypertrophiée pendant la grossesse. La muqueuse vaginale s'anémie peu à peu, et la couche épithéliale superficielle du vagin subit une véritable exfoliation. Les cellules épithéliales, devenues libres, se mêlent aux liquides qui s'écoulent de l'utérus. Le système vasculaire du vagin, considérablement développé pendant la grossesse (pouls vaginal, varices), suit le même mouvement de régression et diminue progressivement de calibre. Les capillaires de la muqueuse qui lui donnent cette coloration violacée reviennent peu à peu à la normale.

2° VULVE. *Hymen.* — A la suite de l'accouchement, la vulve est tuméfiée et congestionnée. Puis, dès le lendemain des suites de couches, les grandes lèvres et les petites lèvres, ainsi que la région périnéale, diminuent progressivement pour revenir à l'état normal vers la fin du 1er mois. La pigmentation et la vascularisation intense de la vulve disparaissent également. La muqueuse vulvaire, violacée, reprend sa coloration habituelle, les vaisseaux redeviennent à leur état antérieur à la gravidité.

Lorsque l'hymen est encore intact avant l'expulsion (chez les primipares), il est toujours rupturé pendant l'accouchement, et la déchirure peut s'étendre au reste des organes externes (1). C'est là le mécanisme ordinaire des lésions vulvo-périnéales au moment de l'accouchement (Duncan, Budin).

L'hymen subit, chez les primipares après un accouchement à terme et dans les jours qui suivent, des déformations, des déchirures et des pertes de substance des plus variables. L'aspect et l'étendue de ces modifications sont en rapport : *a*) d'une part, avec la forme et le degré d'élasticité de l'hymen, le nombre de ses ruptures antérieures dues au coït; *b*) d'autre part, avec le volume du fœtus, la rapidité de l'accouchement, les lésions produites par les manœuvres obstétricales, comme il résulte du mémoire remarquable de F. Jayle (2). Le mécanisme des lésions hyménéales post-partum est double, d'après Jayle ; le premier stade est constitué par *les lésions de rupture*, dues au passage du fœtus. Les phénomènes sphacéliques créés par la compression et l'infection locale complètent *les lésions d'ordre destructif*. — Il résulte donc que l'aspect de

(1) D'après F. Jayle, les lésions de rupture après l'accouchement à terme sont constantes, l'hymen ne pouvant se distendre jusqu'à correspondre à un cercle de 33 centimètres. Aussi, d'après cet auteur, les cas publiés d'intégrité de l'hymen post-partum ne sont pas démonstratifs.

Consultez : Roux, *Contrib. à l'étude de la persistance de l'hymen après l'accouchement*. Thèse de Paris, 1895-1896.

(2) F. Jayle, L'hymen après l'accouchement (*Revue de gynécologie et chir. abdominale*, 10 décembre 1909. — La forme de l'hymen chez la fillette et la vierge adulte (*Ibid.*, 10 août 1909). — L'hymen après la défloraison (*Ibid.*, 10 octobre 1909).

l'hymen après un premier accouchement sera des plus variables, comme on le voit très bien sur les figures du travail de Jayle.

En général, l'hymen déchiré se transforme en 3 à 6 franges plates, *caroncules ou fragments hyménéaux*, qui sont séparées les unes des autres jusqu'à leur insertion. Cette diastase accentuée des caroncules après l'accouchement manque dans l'hymen déchiré par le coït. A chaque accouchement de nouvelles ruptures surviennent, de sorte que chez les multipares l'hymen a disparu ou ne persiste qu'en quelques points sous forme de petits lambeaux rétractés.

3° Périnée. — Pendant la grossesse l'élasticité du périnée s'est accrue en vue de l'accouchement. Après l'expulsion, toute cette région qui avait participé à l'hypertrophie des organes génitaux reprend graduellement ses caractères normaux. Le périnée devient plus consistant, moins élastique, et la peau qui le recouvre perd la coloration pigmentaire dont elle était atteinte.

II

ÉTUDE CLINIQUE

I. — *Involution utérine.*

On donne généralement le nom d'*involution* ou *régression utérine* au processus rétrograde destiné à ramener le muscle utérin à son état antérieur à la grossesse (1).

1° Début. Description. — Les auteurs classiques admettent qu'après l'accouchement à terme l'utérus augmente de volume pendant les premières heures qui suivent la délivrance. Cette augmentation (due à la congestion ou au relâchement des parois de l'organe

(1) Consultez : Hansen, Ueber die puerperale Verkleinerung der Uterus. *Zeitschr. f. Geb. und Gynæk.*, t. XIII, 1886, p. 16. — Joseph, Rehabilitirung der Uterus. *Zeitschr. f. Geb. und Gyn.*, t. V, 1880, p. 125. — Sinclair, *Puerperal Involution.* Boston, 1880. — Barbour, Uteri at the oncet of labour after delivery. *London obst. Transaction,* mars 1886, t. XXVIII, p. 73. — Giglio, L'involuzione dell' utero il precoce abbandono del letto del puerperio. *La Clinica ostetr.*, avril 1901, p. 142. — Ries, Klinische und anatomische Studien über Zuruckbildung des puerperales Uterus. *Zeitschr. f. Geb. u. Gynæk.*, Bd. XXIV, Hft. 1, p. 33.

ou à l'accumulation de caillots dans sa cavité) cesse au bout de douze heures en général, quand commence la régression proprement dite (1).

D'après les connaissances actuelles, appuyées sur des coupes de sujets congelés et des mensurations beaucoup plus précises, cette augmentation de volume momentanée de l'utérus pendant les premiers jours des couches n'existe pas, lorsque l'utérus est complètement évacué des annexes. Pour Varnier, toutes les augmentations réelles de volume de l'utérus pendant les premières vingt-quatre heures sont des anomalies dues à des hémorragies internes latentes, suivies d'accumulation de caillots, dont la simple expression permet à l'utérus de reprendre ses dimensions normales. D'après Olshausen et Veit, la régression histologique de l'utérus commencerait déjà pendant

(1) Sylvie, dans sa thèse de doctorat (*Contribution à l'étude de la régression utérine*, Paris, 1898), soutient, comme la plupart des auteurs classiques, que : *dans les premières heures qui suivent l'accouchement l'utérus augmente de volume.* Puis, il diminue pendant 2 à 3 jours en moyenne. A partir de cette époque, ses dimensions et principalement sa hauteur *augmentent de nouveau pendant 24 heures* et quelquefois pendant 48 heures. Cet auteur, basé sur deux coupes anatomiques, admet que la première partie de l'ascension de l'utérus se fait seulement au-dessus du segment inférieur pendant 2 ou 3 jours. La deuxième ascension de l'utérus est due aux contractions du muscle dans son segment inférieur, qui tend à reprendre sa place et sa situation normales, ce qui amène l'ascension du fond et presque toujours l'augmentation du volume tout entier. — C'est seulement après cette 2e période d'ascension que l'utérus diminue progressivement de volume jusqu'à son retour à l'état normal.

l'accouchement. Les contractions énergiques, se suivant de très près, produisent par compression vasculaire une dégénérescence graisseuse lente des fibres musculaires lisses et du même coup empêchent par compression des vaisseaux afférents la reproduction du protoplasma oxydé.

L'involution de l'utérus est caractérisée par la diminution progressive des dimensions de l'organe (hauteur, largeur, épaisseur) *en sa totalité* (corps et col) *jusqu'à ce qu'il ait repris ses dimensions primitives.* D'après les classiques, en particulier d'après Depaul (1), les dimensions de l'utérus immédiatement après l'expulsion de l'œuf sont sensiblement analogues aux chiffres donnés dans le tableau suivant, où l'on trouve les dimensions moyennes comparatives de l'utérus au terme de la grossesse et immédiatement après l'accouchement, à l'aide des mensurations cliniques :

	Grossesse à terme	Après la délivrance
Diamètre vertical	33 à 34 cm.	19 à 24 cm.
— transversal	23 à 24 —	11 à 12 —
— antéro-postérieur. .	22 à 24 —	10 à 11 —

La diminution du volume de l'utérus est quotidienne et suffisamment appréciable d'un jour à l'autre pour être constatée cliniquement. Comme Tarnier et Chantreuil, Autefage, etc., j'ai trouvé que la diminution quotidienne en longueur et en largeur de l'utérus est de 1 centimètre à 1 centimètre et demi par jour.

(1) Depaul, *Leçons de clinique obstétricale*, Paris, 1872-1876.

Elle se fait avec une certaine intensité du 1er au 10e jour. *A partir du 15e jour* [du 10e jour (Wieland), du 10e au 12e jour (Depaul, Charpentier), du 12e au 15e jour (Cazeaux)], *l'utérus cesse d'être perceptible par le palper hypogastrique* seul, la vessie étant vide. Il est en général rentré dans l'excavation pelvienne, mais il s'en faut de beaucoup encore qu'il ait repris ses dimensions primitives. La régression continue encore à se faire, surtout au niveau du corps, mais beaucoup plus lentement, presque insensiblement d'un jour à l'autre. *Elle ne cesse complètement que vers la fin des suites de couches* (6e semaine). D'après Wieland, même à trois mois l'utérus n'est pas revenu complètement à son état antérieur et son volume est un peu plus considérable qu'à l'état normal. Par le toucher combiné au palper, on reconnaît, en effet, que l'organe est encore gros, globuleux, que son segment inférieur et le col sont plus ou moins développés.

2° Examen. — Il existe plusieurs méthodes permettant de mesurer l'utérus pendant le post-partum. Cliniquement le moyen le plus simple pour apprécier les progrès du retrait utérin consiste *en la mensuration journalière de la distance qui sépare le fond de l'organe d'un point de repère déterminé :* soit l'ombilic (repère mobile), soit l'apophyse xyphoïde ou la symphyse pubienne (repère fixe), à l'aide d'un ruban métrique ou d'un compas d'épaisseur (de Baudelocque, de Budin). En dehors de cette méthode de mensuration externe, que j'appellerai *hystérométrie externe*, on a eu recours aux mensurations internes de la cavité utérine, ce qui constitue l'*hystérométrie interne*. On peut aussi combiner les deux façons de faire en pratiquant l'*hystérométrie mixte*, c'est-à-dire externe et interne à la fois. C'est ainsi que quelques auteurs (Sainclair, Charpentier) ont eu recours, pour mesurer l'utérus, au cathétérisme de cet organe à l'aide d'une sonde molle ou de l'hystéromètre. D'autres auteurs, enfin (Autefage), ont fait des mensurations à l'aide d'un compas, en plaçant une branche sur le col de l'utérus et l'autre au niveau du fond, à travers la paroi abdominale.

La plupart des procédés employés ont des inconvénients, soit par suite de la variation de la situation des points de repère, soit par suite des variations d'épaisseur de la paroi abdominale. Je préfère, pour évaluer *la hauteur* de l'utérus, à cause de sa simplicité, *le procédé consistant à mesurer la distance du fond de l'organe au bord supérieur de la symphyse* avec le ruban ou avec le compas. — Pour étudier la largeur, on mesure à l'aide d'un ruban ou d'un compas le fond de l'utérus, c'est-à-dire l'endroit où le muscle est le plus large. Ces mensurations seront faites la vessie étant vide, de préférence après les garde-robes.

Voici, d'après 50 mensurations par l'hystérométrie externe, la projection du fond de l'utérus sur la paroi abdominale pendant les premiers jours des couches, en prenant comme repère l'ombilic :

Jours	Distance de l'ombilic au fond de l'utérus (situation de l'ombilic = 14 à 15 centimètres au-dessus du pubis).
—	—
1er	Niveau de l'ombilic
2e	1 travers de doigt au-dessous de l'ombilic
3e	2 — — — —
4e	3 — — — —
5e et 6e	1 travers de main au-dessous de l'ombilic
7e, 8e, 9e	3 travers de doigt au-dessus de la symphyse
10e, 11e, 12e	Niveau ou un peu au-dessus de la symphyse

On peut donc dire que sitôt après la délivrance le fond de l'utérus atteint l'ombilic ; que vers le 6e jour il est à peu près à égale distance de l'ombilic et du pubis, et que généralement vers le 12e jour il se trouve au ras de la symphyse pubienne. Je reconnais cependant qu'en raison des variations de situation de l'ombilic, ces chiffres indiquant la marche de l'involution ne donnent qu'une évaluation approximative du retrait de l'utérus. Aussi, pour me rapprocher le plus de la réalité, comme Wieland (1), Serdukoff (2), Autefage (3), Zinsstag (4), Varnier (5), au lieu de me servir d'un repère mobile et variable comme l'ombilic, j'ai pratiqué 50 autres mensurations dans les conditions précisées plus haut, en prenant un point de repère fixe, la sym-

(1) Wieland, *Étude sur l'évolution de l'utérus pendant la grossesse et sur son retour à l'état normal*. Thèse de Paris, 1858.

(2) Serdukoff (de Moscou), *The Transactions of the Edinburg obstetrical Society*, 1878, p. 58, vol. IV.

(3) Autefage, *Étude clinique sur le retrait de l'utérus après l'accouchement*. Thèse de Paris, 1879.

(4) Zinsstag, cité par Varnier, *Obstétrique journalière*, 1900.

(5) Varnier, *ibid.*, p. 280.

physe pubienne, et en évaluant en centimètres la distance du fond de l'utérus au bord supérieur de la symphyse. Voici quelques chiffres sur la hauteur du fond de l'utérus aux différents jours du post-partum :

Jours	Hauteur du pubis au fond de l'utérus
—	—
Sitôt après la délivrance	13 centimètres
1er jour	12 —
2e	11 —
3e	10 —
4e	9 —
5e	8 —
6e	7 —
7e	6 —
8e	5 —
9e	4 —
10e	3 —
11e	2 —
12e	derrière la symphyse.

D'après ce tableau, on constate que sitôt après la délivrance la hauteur du fond de l'utérus est de 13 centimètres environ, qu'il descend graduellement les jours suivants pour atteindre à la fin de la 1re semaine 5 centimètres, et disparaître définitivement derrière la symphyse au bout de deux semaines.

Quant à l'évaluation de la *largeur*, celle-ci est encore plus difficile à mesurer d'une façon précise, étant donné ses nombreuses variations. Ordinairement, la hauteur et la largeur augmentent et diminuent en même temps. Car on constate ce fait que les oscillations de la largeur sont moitié moins grandes. Mais le retrait de l'utérus ne porte pas toujours également sur la hauteur et sur la largeur. Quelquefois la hauteur augmente pendant que la largeur diminue, et vice versa (Silvie). Voici un tableau résumant les moyennes de 5o mensurations du diamètre transversal de l'utérus du niveau de son fond, faites à l'aide du ruban métrique :

Jours	Largeur du fond de l'utérus (au niveau des cornes).	
—	—	
1er	12 cm.	»
2e	11	»
3e	10	o5
4e	10	»
5e	9	o5
6e	9	»
7e	8	o5
8e	8	»
9e	7	»
10e	6	»

Au toucher, pratiqué après la délivrance, le vagin, le col, le segment inférieur de l'utérus donnent la sensation de tissus uniformément flasques. L'orifice interne du col n'est pas nettement perceptible, mais l'anneau contractile de Bandl est perçu sous la forme d'un bourrelet très net faisant souvent une saillie bien marquée dans la cavité utérine. Le col ainsi que le segment inférieur de l'utérus restent distendus et flasques pendant environ deux ou trois jours, puis, à mesure que la régression s'avance, leur consistance change, et les organes commencent à reprendre progressivement leur forme antérieure (1).

3° Variations. — La marche de la régression est influencée par certaines causes qui activent ou retardent le retrait de l'utérus (2).

a) *Age.* — Il semble que chez les femmes jeunes l'involution est plus rapide (Milsom).

b) *Parité.* — La régression paraît se faire mieux chez les primipares que chez les multipares (Cazeaux, Charpentier, Wieland). Schrœder, Scanzoni pensent le contraire. D'après les mensurations de Silvie (1898), les phénomènes de régression sont les mêmes chez les primipares et les multipares.

c) *Grossesse.* — La régression est plus rapide dans les accouchements à terme que dans les accouchements prématurés et les avortements, quoique dans ces derniers cas l'organe revienne plutôt à ses dimensions primitives (Tarnier, Chantreuil, Charpentier).

d) *Travail.* — On admet ordinairement que la régression s'effectue plus lentement chez les femmes dont le travail a été prolongé que chez celles qui sont accouchées rapidement (Milsom, Charpentier).

e) *Suites de couches.* — La régression est plus rapide chez la femme bien portante que chez celle qui est malade. Elle est retardée dans les infections génitales, même légères.

(1) Trémant, *Des signes de l'accouchement récent et ancien au point de vue médico-légal.* Thèse de Paris, 1892-1893.

(2) Williams, On the involution of the puerperal uterus in the absence of the ovaries. *London obst. Transactions*, 1884, p. 203.

f) *Allaitement.* — La lactation favorise et accélère la régression utérine, en provoquant par action réflexe des contractions répétées de l'utérus (Pinard). On peut trouver même avant la 6e semaine un utérus petit, atrophié, lequel après le sevrage de l'enfant reprendra ses dimensions normales dès que la menstruation s'installera à nouveau (1).

h) *État de la vessie.* — J'ai dit, en étudiant l'anatomie de l'utérus post-partum, que la face antérieure de l'organe antéfléchi appuie sur la face postérieure concave de la vessie vide. La distension de la vessie, ayant pour effet de transformer sa face postérieure concave en saillie convexe, va déterminer : « 1° le redressement et 2° l'élévation du corps utérin ». C'est pendant les premiers jours (48 premières heures en général) — alors que le segment inférieur affaissé sous le poids du corps est encore capable de faire soufflet entre le corps et le col (Varnier) — que ce mouvement ascensionnel du fond de l'utérus, par la distension de la vessie parésiée, est prononcé. Des mensurations faites par Varnier avant et après le cathétérisme vésical, il résulte qu'en moyenne le fond de l'utérus monte de 1 centimètre par 100 centimètres cubes d'urine. Quand la vessie est distendue par l'urine, elle apparaît sous la forme d'une tumeur ovoïde et fluctuante située immédiatement au-dessus de la sym-

(1) Engström, Zur Laktationsatrophie des Uterus. *Centr. für Gynæk.*, 22 sept. 1894. — Legay, Régression normale des tissus utérins et organes après l'accouchement. *Journal de méd. de Bordeaux*, 1891, 557.

physe, et surmontée par le corps utérin dur et globuleux (1).

4° ANOMALIES. — Mais à côté des variations que l'on vient d'étudier, produites par diverses causes, on observe dans la régression *des variations individuelles*, de véritables anomalies de l'involution. Il existe des cas où l'involution se fait imparfaitement, où l'utérus reste définitivement hypertrophié, gros avec parois épaisses, au delà des suites de couches ; on dit alors qu'il y a *subinvolution* (Simpson, Courty). Lorsque le travail régressif est excessif, aboutissant à une véritable atrophie de l'organe, qui est réduit à un volume moindre que celui de l'état normal, on dit qu'il y a *superinvolution*, anomalie de régression encore plus rare.

II. — *Lochies*

On désigne sous le nom de lochies l'écoulement qui se fait hors des organes génitaux pendant les suites de couches (2).

1° CARACTÈRES CLINIQUES. — L'aspect des lochies pendant les suites de couches normales (lochies physiologiques) varie avec le moment où on les exa-

(1) STRETTON, Displacement of the uterus by distended bladder after labour. *British Medical Journal*, 1883, p. 728.

(2) Consulter : EUSTACHE, Études sur les lochies dans l'état normal et les états pathologiques. *Archives de tocologie*, t. X, 1883, p. 385. — OTT, Des lochies normales. *Répertoire des Nouvelles Archives d'obst. et gynéc.*, t. I, 1886, p. 146.

mine. Elles peuvent être sanguines, sanguinolentes, séreuses. Pendant le 1er et le 2e jour qui suivent la délivrance, elles sont constituées par du sang très rouge (lochies rouges), plus ou moins épais. Vers le 3e jour des suites de couches (au moment de la montée laiteuse), elles deviennent séro-sanguines, ressemblant à de la lavure de chair. Puis elles durent sous cet aspect jusqu'à la fin de la 1re semaine. A partir du 7e ou 8e jour, l'écoulement, déjà moins abondant, devient séreux ou aqueux, ne contenant presque plus de traces de sang et tachant à peine la garniture de l'accouchée. Cet écoulement s'atténue progressivement *pour cesser ordinairement vers la 2e semaine.*

Quelquefois, cependant, les lochies sanguinolentes *se prolongent* au delà de la 1re semaine ou reparaissent à différents intervalles. Cette prolongation exagérée de l'écoulement sanguin peut s'observer sous l'influence d'un écart de régime (lever prématuré, mouvements continuels faits par l'accouchée dans son lit), ou chez les femmes qui allaitent (Tarnier et Chantreuil). De même chez les primipares, les lochies peuvent rester sanguinolentes plus longtemps, à cause de l'involution utérine qui est plus lente à se faire. Mais le plus souvent la prolongation est due à un *état pathologique* général (trouble général de l'organisme maternel) ou à une lésion locale des organes génitaux (endométrite puerpérale, annexites, cellulites, etc.).

Il faut, cependant, bien préciser ici que *les lochies sanguinolentes prolongées* des auteurs sont en général un état pathologique rentrant dans la catégorie des *hémorragies secondaires des femmes en couches.* Elles doivent être combattues par la thérapeutique des hémorragies (repos au lit, décubitus dorsal, médication hémostatique) et surtout par les injections vaginales chaudes (48°-50° Celsius) et les grands bains chauds (1).

Vers le 14e ou 15e jour, *les lochies reparaissent* en assez grande quantité pendant 2 ou 3 jours, en reprenant la teinte franchement sanguine (*petit retour de couches*, Pinard). Et à partir de ce moment elles cessent plus ou moins complètement. Souvent elles sont remplacées par les sécrétions blanches ou laiteuses des glandes dégénérées (lochies blanches), dont l'abondance va progressivement diminuant jusqu'au retour de couches (Varnier) (2).

(1) Bailly, Utilité des grands bains chauds dans les hémorragies secondaires des femmes en couches (Méthode de Tarnier). *Archives de tocologie*, Paris, 1877, p. 657.

(2) Tout écoulement anormal, lochies puriformes ou purulentes, ne doit pas exister pendant les suites de couches normales. Leur présence indique : infection. Ce n'est qu'avant l'ère antiseptique qu'on trouve encore dans les différents classiques l'existence de lochies purulentes dans *les suites de couches naturelles.* C'est ainsi qu'on trouve dans Baudelocque (*l'Art des accouchements*, 7e édition, Paris, 1833, t. I, p. 446) et dans Tarnier et Chantreuil (*Traité de l'art des accouchements*, Paris) la description des lochies purulentes parmi les lochies normales. On y lit les lignes suivantes : « Pendant les premiers jours, il se fait un dégorgement abondant par la vulve. C'est d'abord *du sang très pur*, dont la couleur et la consistance commencent à s'affaiblir plus tôt ou plus tard et diminuent insensiblement, de sorte qu'après 24, 36 ou 48 heures pour l'ordinaire, il ne passe qu'une espèce *d'humeur lymphatique et roussâtre* qui ne tarde pas à changer de nature. Elle devient plus épaisse,

2° QUANTITÉ. — L'abondance de l'écoulement lochial varie avec les sujets et avec la durée des lochies. La quantité moyenne de cet écoulement est de 400 à 500 grammes pendant les premiers jours ; puis il diminue un peu d'abondance ou est même suspendu (Cazeaux) au moment de la montée laiteuse pour reparaître ensuite. Vers le 7e ou 8e jour, l'écoulement, devenu de moins en moins abondant, cesse presque complètement en laissant quelques taches sur la serviette. Vers le 14e ou 15e jour, les lochies reparaissant sanguinolentes pendant 2 ou 3 jours (petit retour de couches attribué à l'ovulation), pour cesser plus ou moins complètement dans les jours suivants ou être remplacées par des sécrétions blanches. Quant aux faits de *lochies nulles*, consistant en la suppression presque complète de l'écoulement, observés par Cazeaux, niés par Depaul (1), il est probable qu'il s'agit dans ces cas d'écoulements très peu abondants et très courts.

Dans une série de recherches précises, Gassner a évalué à 1 kilogramme *le poids* moyen des lochies jusqu'au 4e jour des couches (lochies rouges) ; à 280 grammes jusqu'au 6e jour (lochies séreuses) ; à 205 grammes jusqu'au 9e jour (lochies blanches). De sorte que dans les 8 premiers jours la quantité perdue par les lochies est de 1 kgr. 485. Chez les femmes qui ne nourrissent pas, la quantité de lochies est environ

plus blanche et comme *purulente*, ce qui lui a fait donner le nom de *lochies puriformes*, tandis qu'on appelle les deux premières espèces lochies sanguines et séreuses. »

(1) DEPAUL, *Leçons de clinique obstétricale*, Paris, 1872-1876.

du double (Schroëder). D'après Gassner, les accouchées perdraient dans les 8 jours qui suivent la délivrance 1.485 grammes d'écoulement lochial.

Dans la pratique courante, pour évaluer approximativement la quantité du liquide lochial, il suffit de peser ou même de compter les serviettes salies par la femme. D'après Tarnier et Chantreuil (1), pendant la première journée il faut changer la serviette de couches une douzaine de fois ; pendant la seconde journée 8 serviettes suffisent. Dans la troisième journée : 6, enfin 4 ou 5 dans les jours qui suivent.

3° Durée. — La persistance des lochies varie avec chaque femme. D'une façon générale l'écoulement cesse d'apparaître à l'extérieur vers le 15e jour, surtout lorsque la femme allaite. Mais chez beaucoup de femmes, pendant tout le premier mois, on voit persister un écoulement séreux ou muqueux qui disparaît avec le retour des règles. On peut constater cet écoulement en introduisant un tampon de coton dans le vagin.

4° Variations. — Différentes causes physiologiques ou pathologiques peuvent influencer les lochies, entre autres la lactation. Il existe une relation physiologique remarquable entre l'écoulement des lochies et *la sécrétion du lait.* Le lait apparaît au moment où les lochies se modifient, quand de sanguines elles deviennent sanguinolentes, c'est-à-dire vers le 3e jour après l'accouchement. Inversement, un écoulement lochial excessif diminue la quantité du lait. Il en est de même lorsque,

(1) Tarnier et Chantreuil, *Traité des accouchements*, t. I, p. 775.

à la suite de rétention des lochies dans les premiers jours des suites de couches (lochiométrie), il se produit un arrêt presque subit de la sécrétion lactée. Chez les femmes qui allaitent il semble que les lochies soient moins abondantes que chez celles qui ne nourrissent pas leur enfant.

Le massage abdominal a une action favorable directe ou indirecte sur l'écoulement lochial et la sécrétion du lait (Schaeffer).

L'état inflammatoire des organes génitaux ou des régions voisines, préexistant ou consécutif à la puerpéralité, peut aussi influer sur l'écoulement lochial en modifiant sa quantité et sa qualité.

La menstruation semble, d'après certains auteurs, jouer un rôle dans la qualité des lochies ; on a prétendu que l'abondance de l'écoulement lochial était en rapport avec la quantité de sang perdu pendant les époques menstruelles. Wieland ayant observé 48 femmes pendant les suites de couches n'a jamais pu constater l'existence de ce rapport. De notre côté nous avons cherché à vérifier cette donnée. Or, nous avons sur 50 femmes constaté que l'écoulement lochial était, en effet, plus abondant (dans 40 sur 50 des cas) chez les femmes à menstruation abondante : mais toutes ces femmes étaient des pathologiques, atteintes de divers troubles ou lésions génitales. Et de même qu'elles perdaient du sang au moment des règles, elles présentaient aussi une exagération du flux lochial.

La parité joue aussi un rôle, puisqu'on a soutenu que l'écoulement est plus abondant chez les femmes qui ont eu plusieurs enfants que chez les primipares.

5° Odeur. — Les lochies des suites de couches normales ne doivent pas avoir d'odeur (*gravis odor puerperi*) ; toute fétidité, accompagnée ou non d'élévation thermique, doit être considérée comme un signe de septicité. Cette fétidité est due en général à la putréfaction de caillots, de débris des membranes ou de cotylédons placentaires retenus dans la cavité utérine. D'autres fois elle est liée à la présence d'escarres au niveau de la vulve, du vagin, du col utérin.

A cette fétidité se joint alors le changement d'aspect des lochies qui de sanguinolentes ou séreuses deviennent séro-purulentes, prenant dans d'autres cas une couleur chocolat, marc de café et mélangées de débris plus ou moins noirâtres provenant de la cavité utérine (rétention placentaire, caillots) ou des escharres génitales. Ce n'est que très exceptionnellement que la fétidité des lochies n'est pas le fait de l'infection (Tarnier, Doléris) : les tissus organiques, dans ces cas, semblent être le siège de transformations cliniques, de fermentations spéciales avec production de gaz fétides sans l'aide d'aucun microorganisme (1).

6° Anomalies. — Exceptionnellement, on peut observer des variations de la *quantité* de l'écoulement lochial. En dehors des cas de lochies abondantes (lochies copieuses), surtout dans leur période sanguine, on cite des cas de diminution et même d'absence des lochies. Van Swieten, Cazeaux ont observé des cas

(1) Doléris, Les lochies et les organismes inférieurs. *Annales de gynécologie*, t. XXI, 1884, pp. 86 et suiv.

où l'écoulement ne dura que quelques heures. Millet a observé des femmes où l'écoulement lochial fit complètement défaut (lochies nulles). Dans un cas de Bruckmann (cité par Velpeau) les lochies furent remplacées par une hématémèse. Nous-même avons observé un cas, où à partir du lendemain de l'accouchement la femme ne présenta plus une seule trace de sang dans les lochies qui furent purement séreuses.

Enfin, il y a des cas où les lochies sont anormales par leur *durée* exagérée (lochies sanguinolentes prolongées).

7° PROVENANCE. SIGNIFICATION. — Les lochies résultent des phénomènes de régression et de réparation qui se passent à l'intérieur de l'utérus, pendant les premiers temps des suites de couches (1). Elles représentent les liquides sécrétés à la surface interne de cet organe, avant la réfection de la muqueuse utérine. Pendant les suites de couches normales, l'intérieur de la cavité utérine, mis à nu par le décollement du placenta et de la caduque, constitue une véritable plaie, en voie de réparation aseptique. Or, de cette plaie, comme de toute surface dénudée et vasculaire, il s'écoule du sang, puis de la sérosité mêlée à une quantité variable de débris histologiques provenant de l'élimination des parties les plus superficielles de la caduque restée adhérente. Une fois les vaisseaux sanguins et lymphatiques oblitérés au niveau de cette surface, et lorsque la muqueuse est en voie de restau-

(1) Voyez LEFÈVRE, *De l'examen des lochies au point de vue du pronostic chez les nouvelles accouchées.* Thèse de Paris, 1883-1884.

ration franche, il ne se produira plus au niveau de la surface muqueuse qu'un léger écoulement séreux ou muqueux. Il résulte donc de ces considérations que les lochies normales contiendront d'abord du sang pur mêlé à des débris de la caduque plus ou moins dégénérée, puis de la lymphe, et enfin du mucus.

8° Cytologie. — L'examen cytologique des lochies montre d'une façon générale de la sérosité sanguinolente dans laquelle on trouve des débris de tous les matériaux en régression ou en prolifération dans la muqueuse, plus tout ce que ramasse le flot au col, au vagin, à la vulve. Le liquide séro-muqueux des lochies contient, outre des *globules sanguins* (globules rouges et globules blancs), des *débris de caduque* (lambeaux de caduque, cellules de la caduque en dégénérescence graisseuse), des *cellules épithéliales* (provenant du col de l'utérus, du vagin), *des granulations graisseuses.* La proportion de ces éléments cellulaires contenus dans le liquide lochial varie suivant les sujets et suivant l'époque qui les sépare de l'accouchement.

Voici, en résumé, la composition cytologique de l'écoulement lochial aux différentes époques des couches.

a) *Lochies sanguines* (1er au 3e jour). Aussitôt après la délivrance, pendant les 12 premières heures, les lochies sont uniquement constituées par du sang pur, mais les globules sanguins sont très altérés d'ordinaire. Après les 12 ou 15 premières heures, le liquide qui s'écoule par la vulve contient des globules rouges en moins grand nombre, des leucocytes en grande quantité (un peu moins que les hématies) et des cellules épithéliales pavimenteuses du vagin isolées ou imbriquées, en nombre variable. Enfin, un certain nombre de granulations graisseuses. Un examen cytologique pratiqué 10 à 12 heures après la délivrance permet de constater habituellement les éléments suivants :

Globules sanguins : 5 à 10 leucocytes pour 100 hématies.

Cellules du canal cervico-vaginal (cellules épithéliales pavimenteuses du *vagin* isolées ou imbriquées; cellules épithéliales pavimenteuses ou caliciformes du *col*).

Débris de caduque (lambeaux de caduque; cellules de la caduque à type fusiforme, étoilé ou rond) (1).

Éléments divers : globules granuleux, granulations graisseuses, etc.

b) *Lochies séro-sanguinolentes* (4e au 7e jour). — Du 3e au 4e jour, les lochies perdent leur couleur rouge pour n'être plus que légèrement teintées. Pendant cette période, on n'y trouve presque plus de globules rouges. Les leucocytes plus ou moins altérés sont, au contraire, les éléments anatomiques prédominants. Avec ces éléments, il existe encore des cellules pavimenteuses du vagin, mais en moins grand nombre que les jours précédents. On retrouve aussi quelques cellules polyédriques semblables à celles des couches profondes de l'épithélium vaginal ou du col de l'utérus (Robin). Les

(1) Les éléments du tissu conjonctif : corpuscules de tissu conjonctif embryonnaire de Wertheimer, ne semblent être que des débris de la caduque restée adhérente après la délivrance, et qui sont expulsés pendant les premiers jours des suites de couches.

granulations graisseuses en suspension dans le liquide sont plus abondantes qu'aux époques antérieures.

c) *Lochies séreuses* (8e au 15e jour). — A partir du 7e ou du 8e jour, les globules rouges ont complètement disparu. Les leucocytes, très altérés, seuls persistent en grande quantité. Avec les globules sanguins on retrouve encore quelques-uns des autres éléments que nous avons décrits plus haut. Cette composition cytologique des lochies reste la même jusqu'à leur cessation (du 15e au 30e jour).

9° Bactériologie des lochies (1). — L'examen bactériologique de l'écoulement lochial permet de constater que *dans les suites de couches normales, aseptiques, il n'y a pas de microbes*; ce n'est qu'exceptionnellement qu'on en trouve, mais alors les microorganismes semblent provenir du vagin. Au contraire, chaque fois que

(1) Consultez : Jeannin, *Étiologie et pathogénie des infections puerpérales putrides*. Thèse de Paris, 1902. — Mouchotte, *Documents pour servir à l'étude de l'hystérectomie dans l'infection puerpérale post-abortum*. Thèse de Paris, 1903. — Doléris, Les lochies et les organismes inférieurs. *Ann. de gynéc.*, t. XXI, 1884, p. 86. — Marx, The bacteriology of the puerperal uterus. *Amer. Journal Obst.*, sept. 1903, p. 301. — Stolz, *Studien zur Bakteriologie des Genitalkanales in der Schwangerschaft und im Wochenbett*. Gratz, 1902. — Walthard, Bakteriologische Untersuchungen des weiblischen Genitalsecretes in Graviditate und im Puerperium. *Arch. f. Gynæk.*, t. XLV, 2e partie, p. 201. — Whitrige, The bacteria of the vagina and their practical significance based upon the bacteriological examination of the vaginal secretion of minety two pregnant women. *Amer. Journal of Obst.*, oct. 1898, p. 449. — Bergholm, Ueber Mikroorg. des Vaginal secretes schwangers. *Arch. f. Gyn.*, Bd. LXVI, p. 497.

les femmes présentent des signes d'infection utérine, les lochies renferment des microorganismes dont l'apparition est précoce pendant les 10 premiers jours des suites de couches. Chez 20 femmes, âgées de 25 à 30 ans, ayant rompu la poche des eaux à la dilatation complète, avec une courbe thermique absolument régulière, que j'ai examinées à la Maternité de Paris pendant leurs dix premiers jours de couches, les lochies utérines restèrent stériles, l'ensemencement fut négatif; trois fois seulement les cultures provenant des lochies donnèrent quelques rares colonies de staphylocoques doré et blanc du 5e au 10e jour. Il semble que dans ces 3 cas la présence des microbes était due à une infection secondaire, venant du dehors, puisque l'examen des lochies des 5 premiers jours a été absolument stérile.

L'examen bactériologique de l'écoulement lochial a donné des résultats différents avec les auteurs. Voici les résultats auxquels sont arrivés quelques bactériologues.

Pasteur, dès 1879, avait remarqué l'absence de germes dans les lochies des femmes normales : « A la Maternité, disait-il, nous avons examiné les lochies de deux femmes accouchées depuis quelques jours et en bon état de santé. Les lochies n'avaient pas d'odeur sensible *et ne contenaient pas d'organismes visibles au microscope* (1). » En 1883, il concluait que *l'absence absolue de germes dans les lochies ou leur apparition tardive correspondait aux suites de couches normales.*

Döderlein (2), ayant examiné séparément les lochies utérines et

(1) Pasteur, *Académie de médecine*, séance du 18 mars 1879, Paris.

(2) Döderlein, Untersuchungen über das Vorkommen von

les lochies vaginales, a constaté que si, *dans les suites de couches normales, les lochies utérines ne renferment aucun microbe*, par contre les lochies vaginales fourmillent de germes d'espèces différentes. Les lochies utérines inoculées aux animaux ne déterminaient aucun accident, les lochies vaginales, par contre, produisaient des abcès et des infections généralisées. — Si la température de l'accouchée s'élève, immédiatement il se montre des microbes dans l'écoulement utérin, microbes qui précèdent même l'apparition de la fièvre et disparaissent en général avec elle. — Il semble résulter de ces recherches que l'infection de l'utérus par les sécrétions vaginales est possible, et qu'il est nécessaire de réaliser l'antisepsie du vagin après les couches.

Czerniewski (1) a observé que *les lochies ne contiennent pas de microbes pathogènes chez les femmes bien portantes*; mais qu'il s'y rencontre des streptocoques même quand les accouchées ne sont que très peu malades.

Ott (2) a examiné les lochies recueillies chez les accouchées bien portantes, dont la température n'a jamais dépassé 37°,5 et le pouls 74 pulsations. Chez ces femmes, on n'avait pas fait d'injections pendant les suites de couches, sauf des lavages de la vulve avec le sublimé. Les lochies ont été recueillies entre le 3e et le 7e jour dans divers milieux. Or, *sur 9 examens, 1 fois on avait trouvé quelques rares microbes*; 8 fois les lochies étaient stériles.

Artemieff (3) a examiné au microscope les lochies de 10 accouchées bien portantes et n'y a pas trouvé de microorganismes.

Spaltpilzen in den Lochien des Uterus und der Vagina gesunder und Kranker wochnerinnen, *Archiv f. Gynæk*, 1887, t. XXXI, p. 412.

(1) CZERNIEWSKI, Zur Frage von den puerperalen Erkvankungen. *Archiv. für Gynæk.*, 1888, t. XXXIII, p. 412.

(2) V. OTT, Zur Bacteriologie der Lochien. *Archiv f. Gynæk.*, t. XXXII, p. 436, 1888.

(3) ARTEMIEFF, Ueber die mikro-und bakterioskopische Untersuchungen der Lochien. *Zeitsch. f. Geburten*, 1889, t. XVII, p. 171.

Fehling (1) est arrivé aux mêmes résultats que Döderlein et Czerniewski.

Tarnier et Vignal (2), en étudiant l'état bactériologique des sécrétions du col utérin des nouvelles accouchées, ont trouvé dans un très grand nombre de cas des microorganismes dont le nombre était variable avec l'antiseptique employé.

Winter (3), en pratiquant l'examen bactériologique des divers segments du canal génital, chez la femme à suite de couches normales, a constaté qu'il existe des microorganismes au niveau du col utérin et du vagin; *le corps de l'utérus de même que les trompes en sont dépourvus*, et la limite est formée par l'orifice interne du col.

Krönig (4), en examinant, à la clinique de Leipzig, au microscope et par culture anaérobie et aérobie, les lochies vaginales et utérines de 63 accouchées *complètement apyrétiques, et qui le demeurèrent, n'en trouva que* 50, *soit* 79 *p.* 100, *absolument vierges de germes et stériles*. Dans 13 cas le microscope et la culture montrèrent que l'endomètre était infecté. Trois fois, il s'agissait du streptocoque : dans deux de ces cas, la réaction purement locale ne se traduisait que par un écoulement lochial sanguinolent abondant; dans l'autre, les lochies étaient franchement purulentes. Les streptocoques étaient en telle abondance que les plaques d'agar ensemencées, avec une tige de platine trempées dans les lochies, se couvrirent de colonies. — De ces recherches, il ne faudrait point conclure, à notre avis, que les suites de couches normales, *apyrétiques* peuvent présenter des

(1) FEHLING, *Die Physiologie u. Pathologie des Wochenbetts*, Stuttgart, 1890, p. 17.

(2) TARNIER et POTOKI, *De l'as. et de l'antis. en obst.*, 1894, p. 597.

(3) WINTER, Die Microorganismen im Genitalkanal der gesunden Frau. *Zeitsch. f. Geb. u. Gyn.*, t XIV, 1888.

(4) KRÖNIG, Ueber das Bacterien feindliche verhalten des Scheiden secretes Schwanger. *Deutsch med. Woch. Leipsig*, Berlin, 1894, t. XV, p. 819. — MENGE et KRÖNIG, *Bakteriologie des weibl. Genitalkanals*, Theil II, s. 158, Leipzig, 1897.

microbes dans les lochies; mais qu'au contraire, *l'inflammation locale de la plaie puerpérale*, *l'endométrite puerpérale*, peut être assez légère pour que manque toute réaction générale. Ce sont d'ailleurs ces cas d'infection utérine, presque latente au point de vue clinique, sans modification de la température et du pouls, mais manifeste au point de vue bactériologique (microscope et cultures) qui expliquent ces cas exceptionnels de phlegmatia alba dolens apparaissant après des suites de couches apyrétiques (1).

De cet aperçu bibliographique, il résulte en résumé que *dans les suites de couches normales, les lochies utérines doivent être stériles de germes.*

Quant aux variétés microbiennes pouvant exister dans le liquide lochial normal pris dans le vagin ou à sa sortie de la vulve, elles ont été étudiées par Winter (2), Doléris (3), Fasola (4), Strauss et Sanchêz Toledo (4), etc. A part le *staphylocoque blanc et doré* que j'ai pu constater 3 fois sur 20 examens, on a signalé le *bacterium termo* (Haussmann et H. Müller), le *micrococcus* (Doléris), etc.

Winter, sur 30 examens, a trouvé 27 espèces ; les coccus existaient dans la moitié des cas. *Krönig*, sur 63 cas, a trouvé trois fois le *streptocoque*, deux fois le *staphylocoque doré*, une fois le *colibacille*, enfin des

(1) Winter, Die Microorganismen im Genitalkanal der gesunden Frau. *Zeitschr. f. Geb. und Gynec.*, t. XIV, 1888, p. 442.

(2) Doléris, *la Fièvre puerpérale et les Organismes inférieurs*. Thèse de Paris, 1880.

(3) Fasola, Étude microbiologique des lochies. *Annali di ostetrica*, mai et juin, 1885 p. 262.

(4) Straus et Toledo, Bactéries de l'utérus post-partum. *France médicale*, Paris, 6 mai 1888.

cocci, et surtout des *bactéries anaérobies*. Enfin, on a trouvé des protozoaires comme le *Trichomonas vaginalis* (Donné et Schrœder) (1).

L'absence de microbes dans les lochies des suites de couches normales, étudiés en *cultures aérobies*, ne prouve point, d'après Krönig, que chez les accouchées *la sécrétion vaginale* était en réalité exempte de germes. Car en examinant la sécrétion sur lamelles colorées on y pouvait, dans presque tous les cas, reconnaître diverses formes de bactéries. C'est qu'en effet les *cultures anaérobies ont permis de constater qu'il s'agissait presque exclusivement de bactéries anaérobies obligées*, que Krönig a pu étudier dans dix cas. Cette constatation bactériologique permet bien de comprendre l'ascension possible de ces microbes vaginaux dans l'utérus et de là pouvant infecter l'économie.

10° Chimie des lochies. — L'examen chimique a permis de constater que la réaction des lochies est alcaline pendant les premiers jours pour devenir acide ou neutre à partir du 8e jour (2). L'analyse chimique y démontre dans les premiers jours la présence d'*albumine* ; à partir du 7e ou 8e jour on y trouve de la *mucine*, de la *graisse saponifiée*, des *chlorures*, des *phosphates* alcalins ou terreux. Wertheimer (3) y a trouvé des cristaux de *cholestérine*. La présence de *peptone*

(1) Consultez : Vogel, Bacteriologische u. klinische Befunde bei fieberden u. normalen Wochnerinnen. *Zeitschr. f. Geb. u. Gyn.*, Bd. XI, IV, Hft. 3, p. 412. Travail analysé in *Annales de gynécologie*, p. 405, 1901.

(2) Parlavecchio, Sulla reazione chimica dei lochi. *La Clinica ostetrica*, anno I, vol. I, p. 57, Paris, 1899.

(3) Wertheimer, *Archiv für Path. anat. und Physiologie, und für Medicin*, Bd. XXIV, Heft. 3.

serait presque constante dans les lochies (Schaeffer, Fischel). Comme la peptonurie qui l'accompagne, l'existence de peptone dans les lochies serait le résultat d'une sorte de peptonisation du protoplasma des fibres musculaires de l'utérus (Helme), dont l'excédent, ainsi transformé en substance plus soluble, passe en partie dans la circulation (d'où peptonurie) et en partie s'élimine avec l'écoulement lochial.

Si l'on étudie la quantité des matériaux solides des lochies l'on constate qu'elle varie de 267,6 à 286 p. 1000. Les cendres donnent 7 ou 8 p. 1000, et sont composées de : chlorure de sodium, carbonates, sulfates, phosphates alcalins et terreux, des traces de fer.

11° Propriétés bactéricides des lochies. — Quelques expérimentateurs ayant étudié la puissance bactéricide de la sécrétion vaginale ont été amenés à conclure aux propriétés bactéricides de la sécrétion de l'utérus puerpéral. Krönig, entre autres, a pu, soit expérimentalement sur les nouvelles accouchées, soit par des expériences *in vitro*, démontrer la puissance bactéricide des lochies. Il a vu, au cours du déclin des endométrites streptococciques, du 8e au 20e jour, une diminution progressive des germes des lochies. Après six semaines il n'en a jamais trouvé trace. Après avoir recueilli quotidiennement, dans des tubes de verre, des lochies d'une accouchée à partir du 2e jour, il les inoculait avec du staphylocoque doré et les maintenait vingt-quatre heures à l'étuve à 36°. Cet auteur constatait que dans les lochies recueillies vers la fin de la première semaine le staphylocoque mourait, tandis qu'il se multipliait fort bien dans les lochies des premiers jours. Il en conclut que « la sécrétion vaginale perd, pendant les premiers jours des suites de couches, sa force bactéricide pour la recouvrer à la fin de la première semaine du puerpérium ».

III. — *Tranchées.*

Coliques ou tranchées utérines, arrière-douleurs, tels sont les noms par lesquels on désigne les contractions utérines douloureuses qu'on observe pendant les deux ou trois premiers jours des couches (1).

1° CAUSES. — Depuis Mauriceau, on admet l'influence de la *parité* sur leur production. Elles sont beaucoup plus fréquentes chez les multipares, et les douleurs sont d'autant plus fréquentes et plus intenses que la femme a eu de grossesses (Depaul). Les primipares en sont même ordinairement exemptes, à moins qu'il n'existe dans la cavité utérine quelque corps étranger (fragment de placenta, lambeaux de membranes, des caillots), ou que ces femmes soient des dysménorrhéiques (Champetier de Ribes), ou atteintes de métrite. Sur 200 femmes avec suites de couches normales j'ai constaté que les tranchées existaient chez les multipares dans la proportion de 75 p. 100 ; tandis que chez les primipares dans la proportion de 20 p. 100.

(1) Voyez : MAROTTE, Considérations sur les tranchées utérines. *Revue médico-chirurgicale*, Paris, 1851. — DUBOIS, Des douleurs après l'accouchement. *Courrier médical*, Paris, 1855.

Wieland ne reconnaît pas à la multiparité l'influence qu'on lui attribue dans l'étiologie des tranchées. Pour cet auteur, les conditions dans lesquelles se produisent les tranchées utérines sont toutes individuelles ; *l'état général*, *le tempérament* de la nouvelle accouchée, *certaines complications de la grossesse* qui ont amené une distension exagérée de la fibre musculaire, *la durée du travail*, sont autant de causes qui peuvent influencer sur la puissance rétractile du tissu utérin pour l'amoindrir et permettre la distension facile de la cavité par des matières étrangères, dont la présence excitera les contractions douloureuses de l'organe.

Les excitations de la sphère génitale (organes voisins, utérus) peuvent réveiller les contractions douloureuses de l'utérus. La réplétion de la vessie, la compression par le rectum rempli de matières fécales, la palpation ou le massage de l'utérus, les mouvements de la femme peuvent réveiller ces douleurs.

Les réflexes à point de départ mammaire, comme la succion, peuvent également provoquer d'une façon réflexe la contraction utérine ; aussi certaines mères appréhendent-elles de donner le sein à leur enfant.

Les corps étrangers intra-utérins (caillots, lambeaux de membranes, rétention de débris placentaires) peuvent leur donner un caractère d'intensité très marqué, qui disparaît dès que le corps étranger a été expulsé.

Un léger degré *d'inflammation génitale* semble aussi prédisposer aux tranchées.

On a enfin prétendu que *la durée du travail* influençait également leur production : les tranchées seraient plus marquées chez les femmes qui ont eu le travail rapide.

2° Mécanisme des tranchées. — On sait que la contractilité et la rétractilité de l'utérus pendant les suites de couches sont deux phénomènes connexes de l'involution (Charpentier). Les segments supérieur et moyen involuent déjà douze heures après l'accouchement, tandis que l'inférieur ne commence à involuer que du 6e au 9e jour. Le travail d'involution se fait d'une façon insensible par l'association de deux actes physiologiques, la contractilité et la rétractilité utérines. La contractilité utérine, caractérisée par des contractions intermittentes de l'organe, domine surtout pendant les quarante-huit premières heures ; puis elle s'atténue pour faire place à la simple rétractilité qui domine pendant les jours suivants la physiologie de l'involution utérine.

Les contractions utérines, comparables à la contraction similaire de la plupart des organes creux (vessie, uretère, voies biliaires, cœur, intestin, etc.), peuvent être indolores ou douloureuses. Ce qui détermine le caractère spasmodique et douloureux de la contraction c'est — à part les lésions inflammatoires ou traumatiques du canal à traverser — la résistance ou le volume du corps étranger à expulser. *Or, la contraction utérine ne devient douloureuse que lorsque le col reçoit le contre-coup de cette contraction, qu'il est sollicité à se dilater.* C'est ainsi que, chez les multipares, le défaut de tonicité de l'utérus, la lenteur de la rétraction à la suite des grossesses antérieures, permettent la rétention de caillots plus ou moins volumineux, dont l'organe cherche à se débarrasser par des contractions plus énergiques, plus fréquentes et donc accompagnées de phénomènes douloureux. Après la délivrance, en effet, le muscle utérin, ayant perdu, du fait des accouchements antérieurs une partie de sa tonicité, se rétracterait moins complètement, la plaie placentaire saignerait un peu trop abondamment, et des caillots s'accumuleraient dans l'utérus ; leur expulsion nécessiterait des contractions utérines douloureuses (Ribemont-Dessaignes et Lepage) (1).

Chez les primipares, au contraire, il y a moins de facilité à la formation d'un corps étranger dans la cavité utérine; chez elles, l'énergie du muscle utérin, sa tonicité persistante, assurent l'évacuation complète de l'organe et empêchent la formation de caillots volumineux. Mais, même chez les primipares, dès que les conditions favorables des tranchées sont réalisées (grossesse gémellaire, hydramnios, lenteur du travail, atonie utérine, etc.), on observe presque toujours les contractions douloureuses du post-partum. Par contre, les tranchées font défaut chez quelques multipares lorsque l'accouchement a été rapide et soutenu, et que le muscle a conservé sa tonicité.

Enfin, le rôle de la contraction utérine intermittente, devenue douloureuse dans des conditions déterminées, dans le mécanisme des tranchées, est encore mis en

(1) C'est cette hypothèse qui explique la pratique de certains auteurs, qui, convaincus que les tranchées sont dues à la rétention de caillots dans l'utérus, conseillent, pour empêcher les coliques utérines, de débarrasser après la délivrance le plus complètement possible l'utérus du sang coagulé qu'il peut contenir. Ils pratiquent dans ce but une injection intra-utérine, et au besoin ils introduisent la main dans l'utérus pour vider les caillots qu'il contient.

évidence par ce fait qu'aussi bien chez les multipares que chez les primipares, la présence de corps étrangers autres (cotylédons, membranes), ou la moindre inflammation, amènent des contractions douloureuses, quel que soit d'ailleurs le degré d'énergie ou d'affaiblissement du muscle utérin. Ces données confirment donc encore ce que nous avions avancé sur l'analogie des contractions utérines et des contractions douloureuses des autres organes creux.

3° CARACTÈRES CLINIQUES DES TRANCHÉES. — a) *Début.* — Les contractions douloureuses de l'utérus débutent généralement quelques heures après l'accouchement et, chez quelques femmes, dès les premiers instants qui suivent la délivrance (Baudelocque).

b) *Signes et variations.* — Les tranchées, comme les contractions utérines qui se produisent pendant le travail, quelquefois pendant la grossesse, sont intermittentes : elles reviennent à intervalles plus ou moins éloignés, de minute en minute, ou mieux toutes les dix ou vingt minutes, plus souvent toutes les heures. Dans l'intervalle des douleurs le calme est complet. Leur symptôme caractéristique est la douleur. Chaque douleur ne dépasse guère une ou deux minutes, quelquefois elle est très courte et la femme sent « comme un éclair lui traverser le ventre ». L'intensité de ces douleurs est très variable ; d'abord faibles et rares, se réduisant à quelques contractions irrégulières et fugaces, elles deviennent progressivement plus intenses et fréquentes pendant plusieurs heures, quelquefois pendant un jour entier. Elles s'éloignent ensuite en devenant de plus en plus rares et en perdant de leur intensité. Dans certains cas elles peuvent devenir aussi énergiques que les douleurs du travail, en arrachant des cris à la femme. Mais ces tranchées excessivement douloureuses entrent dans la pathologie des suites de couches, elles se rencontrent surtout chez les femmes très nerveuses, pouvant même s'accompagner de délire ; elles sont souvent d'origine héréditaire et s'observent à plusieurs générations successives (Skutsch). Schaeffer cite des faits de ce genre où les crampes étaient compliquées de migraines. Marotte a vu les tranchées coïncider avec les paroxysmes d'une névralgie lombo-abdominale.

Grâce aux signes que je viens d'indiquer, il est en général facile de distinguer les tranchées utérines des autres douleurs pelvi-abdominales : coliques néphrétiques, hépatiques, appendiculaires, intestinales, infections génitales, etc. Le début après la délivrance, l'intermittence, la coexistence de contractions utérines au moment d'une douleur, globe utérin qui cesse aussitôt la douleur passée, l'apyrexie, tels sont en résumé les gros caractères de ce symptôme. La pression de la main sur le corps utérin au moment d'une douleur influence peu les tranchées ou même les diminue parfois ; c'est là un caractère différentiel de plus avec les inflammations de la zone génitale ou des tissus voisins.

c) *Siège et irradiations.* — L'accouchée perçoit d'abord la sensation d'une boule qui apparaît par intervalles et semble se déplacer dans son ventre ; en même temps elle ressent une douleur qui siège dans le milieu de l'abdomen, là où se trouve le globe utérin dans les suites de couches. C'est là un caractère important de ces douleurs qui permet de les distinguer d'autres douleurs abdominales. Les douleurs étant dues à la contraction utérine, au moment où la douleur apparaît l'utérus se durcit, devient globuleux, se dessinant sous la paroi abdominale. Cette sorte de systole utérine est suivie d'un flux lochial par la vulve formé d'une petite quantité de sang mélangé ou non à des caillots.

Comme les autres douleurs utérines, la douleur des tranchées débute dans l'hypogastre et irradie en arrière vers la région sacro-coccygienne, latéralement vers les fosses iliaques, en haut vers les lombes, en bas vers les aines et les cuisses.

4° DURÉE. — Dans la plupart des cas les tranchées ne dépassent pas vingt-quatre à trente-six heures. Quelquefois elles se continuent jusqu'au moment de la montée laiteuse, et c'est par exception qu'on les voit parfois durer pendant 7 ou 8 jours (Tarnier et Chantreuil). Aussi, pour réduire leur durée exagérée, on a recommandé divers procédés préventifs. Certains auteurs préconisent d'exciter les contractions utérines pendant assez longtemps après l'accouchement, en faisant des frictions ou un léger massage sur la région hypogastrique, ce qui contribue à expulser les caillots hors de l'utérus.

Lorsque par leur durée ou leur intensité elles empêchent le sommeil et produisent chez certaines femmes nerveuses une agitation considérable, on doit faire des applications de cataplasmes de farine de lin ou des serviettes chaudes et recourir à la médication calmante par les hypnagogues (opiacées, chloral), par les anesthésiques (antipyrine), ou par les sédatifs utérins (*Viburnum prunifolium*) (1).

(1) On peut administrer : la *morphine* en injections sub-cutanées à la dose de 0,005 à 0,02 par jour. — L'*opium* à l'intérieur (sous forme de potions diacodées ou morphinées) à la dose de 5 à 10 centigrammes (soit 15 à 30 gouttes de laudanum de Sydenham) ; ou plutôt en lavement (1 à 2 lavements par jour à 26 gouttes). — Le *chloral* en lavement à la dose de 2, 4, 6 grammes, dans 200 grammes de lait. — L'*antipyrine*, par la voie stomacale ou en lavement, à la dose de 1 à 3 grammes. — Le *Viburnum prunifolium* associé à l'*Hydrastis canadensis*, sous forme d'extrait en quantité égale (à prendre 20 gouttes toutes les deux heures, dans une boisson chaude).

TABLE DES MATIÈRES

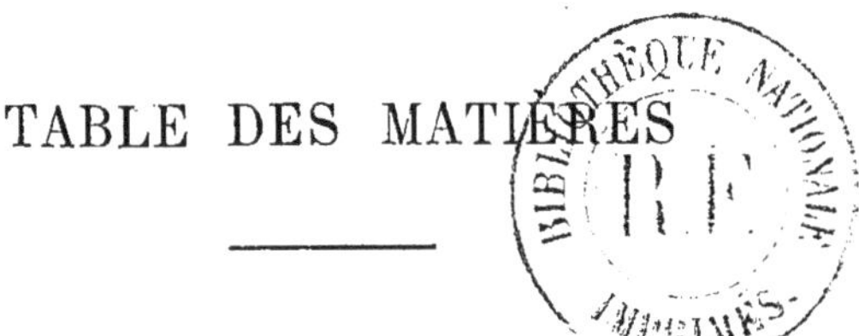

3002. — Tours, imprimerie E. Arrault et Cie.

www.ingramcontent.com/pod-product-compliance
Ingram Content Group UK Ltd.
Pitfield, Milton Keynes, MK11 3LW, UK
UKHW020340230726
13925UKWH00003B/887